NO TEMA CAERSE
NUNCA MÁS

EJERCICIOS SIMPLES Y PRÁCTICOS PARA REALIZAR
EN CASA PARA PREVENIR LAS CAÍDAS Y SENTIRSE
SEGURO EN 28 DÍAS- CON ACCESO EXCLUSIVO PARA
LOS LECTORES A LOS VIDEOS CON LOS EJERCICIOS

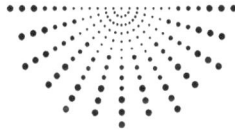

KOOROSH NAGHSHINEH, PH.D.

PUBLICACIÓN INDEPENDIENTE

Dedicatoria

A mis padres, que han sido un apoyo constante durante toda mi vida y han estado siempre a mi lado, incluso a la distancia.

AGRADECIMIENTOS

Este libro no habría sido posible sin el cálido apoyo y la participación de mi hermosa esposa, Linda. Sin su ayuda revisando los ejercicios, colaborando en la realización de las fotos y videos de los ejercicios y en la edición, este libro no habría sido posible.

Le debo a mi hija Leila, por sugerirme la idea de escribir. Este es el primer libro que escribo. Su apoyo y su estímulo han sido siempre una bendición en mi vida.

Siempre estoy agradecido también con mi hija Mimi, por su incondicional apoyo en todo lo que me propongo.

Por último, agradezco la colaboración de mis amigos y colegas Jim y Massoud, que han revisado este libro y me han sugerido algunas enmiendas.

ÍNDICE

CÓMO SE GESTÓ ESTE LIBRO

Una mañana de noviembre de 2019, mi teléfono vibró. Tenía un mensaje de mi hermano. "¡Mamá acaba de quebrarse la pierna, estoy esperando a la ambulancia!". Este fue el comienzo de una serie de terribles acontecimientos en la vida de mi madre. Debido a su grave osteoporosis, se había roto el fémur cerca de la articulación de la cadera. No se había caído. Simplemente se estaba vistiendo cuando ocurrió. La operaron y tuvo una larga recuperación. Unos meses más tarde, se recuperó lo suficiente como para poder caminar con la ayuda de un bastón. Como sabía que tenía un caso grave de osteoporosis, tenía mucho miedo de caerse. Resulta que es un miedo al que se enfrentan muchas personas mayores.

Por desgracia, los problemas de mi madre no acabaron ahí. Poco después de recuperar la movilidad, sufrió el mismo problema en la otra pierna. ¡El mismo hueso se le había roto en el mismo sitio! De nuevo tuvo que pasar por un largo proceso de cirugía, recuperación y rehabilitación. Su miedo a caerse era aún mayor que antes. Esto le impidió mantenerse activa. Hoy en día, se ve obligada a usar un andador para desplazarse y se siente muy limitada en la elección de sus actividades.

Mi objetivo al escribir este libro es ayudarlo a mantenerse activo y en movimiento. Nadie debería verse incapacitado por el miedo a sufrir lesiones de este tipo. Con las herramientas y la orientación adecuadas, es posible conservar la independencia y la vitalidad. Este libro es para aquellas personas dispuestas a trabajar por su libertad de movimiento y disfrutar de los últimos años de su vida sin temores paralizantes.

Para llevar una vida activa en la tercera edad, es necesario asegurarse de tener un buen equilibrio. Para mantener un buen equilibrio se necesitan unos músculos centrales fuertes. Debe mantenerse en movimiento y activo. Para ello, es necesario hacer ejercicio. Este libro le ofrece una serie de ejercicios que pueden ayudarle a mejorar su equilibrio. Le propongo una amplia variedad de ejercicios. Comience por donde pueda y vaya avanzando. Asegúrese de involucrar a su médico en el proceso. Lo último que quiero es que se lesione. Consulte con su médico y asegúrese de saber qué ejercicios le resultan seguros.

Soy profesor jubilado de Ingeniería Mecánica, por lo que tiendo a analizar los problemas de forma muy sistemática. Me gusta aprender y enseñar. Soy aficionado al ejercicio desde que era adolescente. Hasta el día de hoy, camino unos cuantos kilómetros al día, levanto pesas y juego al tenis y al pickle-ball siempre que puedo. Mis hábitos de ejercicio han cambiado con la edad. Todas las mañanas hago una serie de estiramientos (similares a los que verán en este libro) que me ayudan a sentirme libre de los dolores y molestias con los que me despierto. Esto también me mantiene activo. En este libro comparto parte de lo que he aprendido y experimentado. Desearía haber podido proporcionar este material a mi madre un tiempo atrás. Espero que este libro le resulte útil.

OBSEQUIOS PARA EL LECTOR

Gracias por leer *No tema caerse nunca más*. Espero que le resulte valioso, inspirador y, lo que es más importante, práctico. Espero que le ayude a construir un cuerpo fuerte y sano con un equilibrio óptimo para que pueda sentirse seguro y confiado mientras disfruta de su vida.

Para ayudarle a obtener los mejores resultados lo más rápido posible, he incluido los siguientes materiales sin costo adicional para usted. Se trata de:

- *Videos con los ejercicios incluidos en este libro. Estos videos le mostrarán cómo puede hacer estos ejercicios en casa.*
- Una lista capítulo por capítulo de todos los ejercicios junto con las fotos.
- Un plan semanal de ejercicios.

Para obtener sus bonos, escanee esta imagen con la cámara de su teléfono celular.

Alternativamente, puede acceder a través del siguiente enlace:

https://www.betterbalanceforall.com

En ambos casos, se le dirigirá al mismo sitio web, donde podrá crear una cuenta y acceder a este material. Mi objetivo es seguir añadiendo material útil a este sitio web para ayudarle a mejorar su salud y su equilibrio.

INTRODUCCIÓN

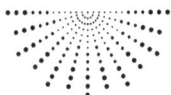

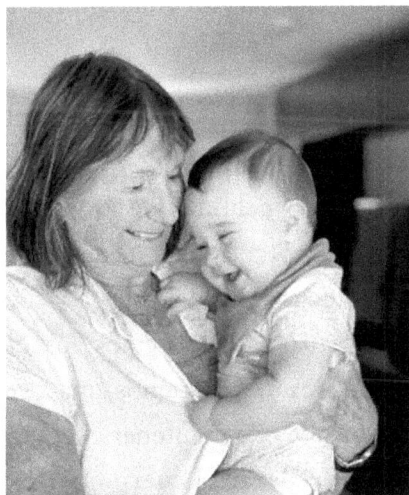

Por fin ha llegado la tan esperada etapa de la jubilación. Para algunos, llegar a esta etapa es motivo de alegría y alivio. Para otros, esta etapa de la vida puede resultar un poco intimidante, debido a la inestabilidad física y el miedo a las caídas. Cuando uno se imagina la jubilación, le viene a la mente pasar tiempo con los nietos y dedicarse a nuevas aficiones. Pero si el miedo a caerse impide hacer estas cosas, la jubilación puede resultar frustrante e incluso solitaria.

La buena noticia es que hay medidas que puede tomar para recuperar la confianza y volver a disfrutar de la actividad física en sólo 28 días. Es habitual que las personas mayores eviten hacer las cosas que antes les gustaban debido a la inestabilidad, el dolor y la pérdida de vigor. Afortunadamente, esto no tiene por qué ser así. Nunca es demasiado tarde para recuperar la fuerza muscular, y no es necesario realizar ejercicios intensos en el gimnasio para obtener resultados. Nunca es demasiado pronto para tomar medidas. Incluso si no tiene problemas de equilibrio, puede y debe seguir un programa de ejercicios regular similar al que se describe en este libro.

Para abordar las limitaciones físicas asociadas al miedo a caerse, este libro tratará temas como las **causas comunes de los problemas de equilibrio**, incluida una asociada a la gripe, cómo combatir los mareos sin tener que tomar medicamentos, qué sistema actúa como estabilizador del cuerpo y cómo potenciar esta área y mejorar la postura. Repasaremos los **cinco principales beneficios del estiramiento** y daremos una explicación exhaustiva del sistema responsable de mantener el equilibrio y el control. Hablaremos de **cómo preparar el cuerpo para los estiramientos** de modo que se puedan obtener los máximos beneficios, con una serie de ejercicios detallados que contribuirán a aumentar la fuerza y la estabilidad. Se incluye **el ejercicio fundamental para mejorar el equilibrio** sin riesgos de lesiones. Para aliviar las molestias posteriores al ejercicio, hemos añadido una actividad de diez minutos que reducirá el dolor y la inflamación. También hemos incluido esquemas de planes de ejercicios semanales eficaces para obtener los resultados que cambiarán su vida en tan sólo 28 días.

Para abordar las limitaciones mentales asociadas al miedo a caerse, *No tema caerse nunca más* presentará hechos que **desmienten seis mitos sobre el ejercicio y el envejecimiento.** Lo desconocido a menudo conduce al miedo, pero si se arroja una luz sobre ello, la confianza se restablece, lo que nos permite seguir adelante y progresar.

Los hechos, la ciencia, los estiramientos y los ejercicios que aquí se presentan se combinarán para proporcionar a los lectores todas las herramientas necesarias para llevar una vida activa y sin dolor hasta bien entrada la tercera edad. La jubilación puede ser un santuario de recuerdos duraderos, tal y como esperamos que sea.

Decidir asimilar y aplicar los conocimientos que aquí se ofrecen es el primer paso hacia un cuerpo más fuerte y una vida fructífera. Cada día nos ofrece algo hermoso para disfrutar: un paseo por el parque con la familia, unas vacaciones con los seres queridos o tiempo dedicado a hacer las cosas que nos dan felicidad y alegría. Al utilizar este libro para mejorar su salud y bienestar, conseguirá empoderarse para vivir una nueva vida con un amor más profundo y múltiples recuerdos maravillosos por venir.

Empiece a saborear lo que la vida le ofrece superando el miedo a caerse y preparando el cuerpo para que sea más fuerte, flexible y estable siguiendo el enfoque de Estiramientos, Movilidad y Fortalecimiento muscular (EMF) que aquí se le proporcionará.

CÓMO UTILIZAR ESTE LIBRO

Este libro tiene dos objetivos. El primero es educarle sobre la importancia del equilibrio y cómo este puede verse afectado por muchos factores. El segundo es proporcionarle una serie de ejercicios que le ayudarán a mejorar su equilibrio.

Como verá, en este libro se describen muchos ejercicios. De acuerdo con mis cálculos, hay:

- Capítulo 2: 17 ejercicios en posición sentada
- Capítulo 3: 18 ejercicios de pie
- Capítulo 4: 11 ejercicios para el tronco
- Capítulo 5: 20 ejercicios de estiramiento
- Capítulo 6: 36 ejercicios para el oído interno y el sistema vestibular
- Capítulo 7: 6 ejercicios para la artritis
- Capítulo 8: 5 ejercicios de Tai Chi

A primera vista, todo esto puede resultarle abrumador. ¿Cómo decidir por qué ejercicio comenzar?

Mi recomendación es que empiece por los ejercicios del Capítulo 2. Si cree que puede dominar fácilmente estos ejercicios, pase a los ejercicios del capítulo 3. Una vez que domine los ejercicios del capítulo 3, pase a los del capítulo 4. Necesitará un tronco fuerte (para ello, consulte el capítulo 4) para tener un buen equilibrio.

Aunque he descrito algunos ejercicios de estiramiento en los capítulos 2 y 3, el capítulo 5 se centra por completo en los ejercicios de estiramiento. Estos pueden servirle para calentar antes o enfriar después de hacer los ejercicios de los demás capítulos.

Una vez que domine todos los ejercicios del capítulo 5, podrá elegir sus favoritos. Esto no significa que deba elegir los ejercicios más fáciles :) Lo que le pido es que busque los ejercicios que le resulten más difíciles y se concentre en ellos hasta que los domine. ¿Qué significa dominar un ejercicio? Significa que lo ha realizado suficientes veces como para que, con el tiempo, pueda hacerlo sin esfuerzo. Normalmente, los ejercicios que se practican durante cuatro semanas (28 días) comenzarán a mostrar resultados. Asegúrese de incluir ejercicios de estiramiento antes y después de su programa.

Para los lectores que sufren problemas de oído interno que provocan mareos o los que padecen artritis, he dedicado un capítulo (Capítulo 6) a ejercicios que abordan cada uno de estos problemas. Los ejercicios del capítulo 6 se describen pero no se ilustran. Mi objetivo ha sido que se familiarice con estos ejercicios, pero que sólo los realice en presencia de un profesional debidamente formado. Por lo tanto, no he incluido ninguna ilustración de estos ejercicios.

En los capítulos 7 y 8 se describen algunos ejercicios especializados. Puede realizarlos por su cuenta o apuntarse a una clase en la que le guiarán para profundizar en este tipo de ejercicios. Por último, el capítulo 9 está totalmente dedicado a los efectos secundarios del ejercicio y a cómo abordar las molestias y dolores musculares.

Para ayudarle a seguir correctamente las instrucciones de este libro, en la medida de lo posible he grabado **una serie de videos en los que se muestran los ejercicios que se mencionan en él.** Puede acceder a estos videos registrándose en nuestro sitio web (www.betterbalanceforall.com). Espero que pueda aprovechar estos videos, ya que mejorarán su comprensión de los ejercicios.

¡*No tema caerse nunca más* le guiará en cada paso del camino!

1
¿QUÉ ES EL EQUILIBRIO?

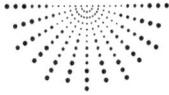

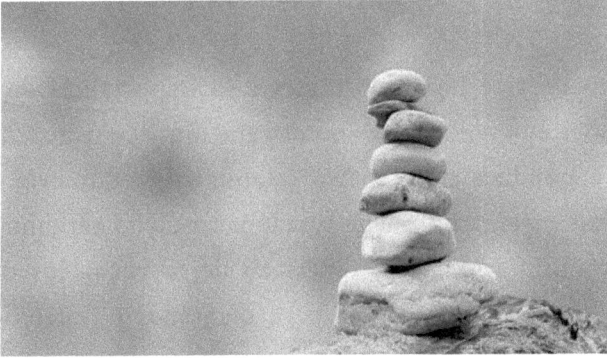

Las caídas provocan más de 3 millones de lesiones al año y más de 800.000 hospitalizaciones en los Estados Unidos.

Realizar ejercicios para mejorar el equilibrio con regularidad puede prevenir las caídas y fomentar las actividades placenteras que brindan los años de la tercera edad. Los ejercicios de equilibrio tienen una serie de beneficios añadidos y son necesarios para mantener la estabilidad y la confianza.

Pero se ha preguntado alguna vez... ¿Qué es exactamente el equilibrio? ¿Qué factores influyen en él?

El equilibrio es la capacidad de mantener una distribución uniforme del peso para permanecer erguidos y firmes sobre nuestros pies. El equilibrio es algo que desarrollamos durante los primeros años de vida. A medida que maduran **los tres sistemas que controlan el equilibrio**, nos volvemos más estables y seguros en nuestras actividades físicas. Estos sistemas incluyen la **visión, la propiocepción** (la forma en que nuestro cuerpo percibe su posición en el espacio) y **el oído interno** o sistema vestibular. **El sistema vestibular** estabiliza nuestra visión cuando la cabeza se mueve.

A lo largo de este libro se destacará la importancia de mejorar estos tres sistemas, porque es la cooperación y coordinación de los tres lo que conduce a una mayor estabilidad y equilibrio. Por otra parte, si un sistema no puede funcionar a pleno rendimiento por cualquier motivo (como el deterioro de la vista), los otros dos sistemas pueden compensarlo para mantener la estabilidad y el control (K. McIntyre, 2022).

POR QUÉ ES NECESARIO REALIZAR EJERCICIOS DE EQUILIBRIO

Los ejercicios de equilibrio son necesarios en los últimos años de la vida por múltiples razones, entre ellas el mantenimiento de la estabilidad. Disminuyen el riesgo de caídas al aumentar la masa muscular y la fuerza general, mejorar la función cognitiva y favorecer un sueño más reparador. También mejoran los tiempos de reacción, fortalecen los huesos y mejoran la coordinación. Los beneficios colectivos de hacer ejercicios de equilibrio se traducen en una mayor confianza, agilidad y resistencia.

Incluso si no tiene un problema de equilibrio actualmente, debería realizar los ejercicios de este libro (o cualquier programa de ejercicios similar) para mantener su salud y asegurarse un buen equilibrio en el futuro.

SEIS MITOS ACERCA DEL EJERCICIO Y EL ENVEJECIMIENTO

Primer mito: "Como voy a envejecer de todos modos, no hay razón para hacer ejercicio".

Realidad: La verdad es que todos nos hacemos mayores y eso no debería impedirnos hacer ejercicio. La actividad física nos mantiene ágiles, fuertes y fomenta una actitud mental positiva. También ayuda a protegernos contra algunas de las afecciones más comunes, que se vuelven más frecuentes a medida que envejecemos, como la demencia y el Alzheimer, algunos tipos de cáncer, la obesidad, la diabetes y ciertas afecciones cardíacas.

Segundo mito: "Si practico ejercicio tengo más probabilidades de caerme".

Realidad: Hacer ejercicio con regularidad ayuda a aumentar la masa muscular, la agilidad y mejora la resistencia. Todos estos beneficios ayudan a mantener la estabilidad y el control, reduciendo el riesgo de caídas.

Tercer mito: "Saber que nunca seré tan atlético como antes hace que el ejercicio sea demasiado desalentador para mí".

Realidad: Es importante ser amable y comprensivo con el ciclo natural de la vida. Sí, es cierto que nuestros años más atléticos se presentan a una edad más temprana. Pero mantenerse activo y en buena forma física más adelante en la vida es admirable y algo de lo que cualquiera puede sentirse orgulloso. El hecho es que permanecer sedentario deteriorará un cuerpo atlético más rápido de lo que lo hará el envejecimiento.

Cuarto mito: "Es demasiado tarde para empezar a hacer ejercicio".

Realidad: Nadie es demasiado viejo para comenzar una rutina de ejercicios y empezar a llevar una vida más sana. Iniciar un programa de ejercicios más tarde en la vida mostrará mejoras más inmediatas y mayores en el estado de ánimo y la forma física que empezar a una edad más temprana. Una de las ventajas de empezar a ser activo en la tercera edad es que no habrá viejas lesiones deportivas que puedan causar problemas. La clave es empezar despacio y fijarse objetivos razonables.

Quinto mito: "Ser discapacitado significa que no puedo hacer ejercicio".

Realidad: Hay que hacer ciertas adaptaciones si es usted una persona con alguna discapacidad, pero el ejercicio sigue siendo posible y beneficioso. Es posible modificar varias rutinas para centrarse en las zonas del cuerpo que no se vean afectadas por una discapacidad. El entrenamiento de fuerza y la natación son un par de ejemplos de actividades físicas que pueden ajustarse a la mayoría de las limitaciones físicas.

Sexto mito: "No tengo fuerza suficiente o estoy demasiado dolorido para hacer ejercicio".

Realidad: Mantenerse móvil y activo ayudará a reducir los dolores y molestias, así como a aumentar la fuerza muscular. El ejercicio regular le ayudará a invertir el deterioro muscular propio de la edad y a disfrutar más de los últimos años de vida. Recuerde empezar poco a poco y los músculos se fortalecerán en poco tiempo.

CAUSAS COMUNES DE LOS PROBLEMAS DE EQUILIBRIO

Efectos secundarios de la medicación

A las personas mayores se les suelen recetar varios medicamentos que contribuyen a la pérdida de equilibrio. Algunos de estos fármacos están destinados a bajar la tensión arterial, lo que puede provocar mareos y aturdimiento. Los antidepresivos, los sedantes y algunos medicamentos para tratar el cáncer, pueden provocar fatiga y dificultar el ejercicio para mantener la fuerza muscular. La somnolencia puede hacer que cualquier persona sea propensa a sufrir accidentes, por lo que no es de extrañar que este tipo de medicamentos pueda ser un factor que contribuya al riesgo de caídas. Asegúrese de comentar con su médico los posibles efectos secundarios de sus medicamentos.

Enfermedad de Meniere

La enfermedad de Meniere afecta al oído interno y puede provocar la sensación de que los oídos están llenos de agua. Como indican los Institutos Nacionales de la Salud (NIH, por sus siglas en inglés), la enfermedad puede provocar vértigo, pérdida de audición y disminución del equilibrio en algunos casos. Sin embargo, puede tratarse con medicación, una dieta especial baja en sodio y el entrenamiento del equilibrio que se proporciona en este libro.

Si se sospecha que la enfermedad de Meniere puede estar contribuyendo a la pérdida de equilibrio, se debe consultar a un médico para un tratamiento adecuado.

Problemas relacionados con la visión

El deterioro de los ojos a medida que envejecemos se presta a varios problemas de visión comunes, como las cataratas y la degeneración macular. Se recomienda visitar regularmente al oftalmólogo para preservar la mejor visión posible. Algunas afecciones pueden revertirse, mientras que otras pueden tratarse y minimizar en gran medida sus efectos.

Enfermedades crónicas

Según los NIH, los estudios demuestran que existe una relación entre la diabetes y la disfunción vestibular que, en última instancia, conduce a una disminución del sentido del equilibrio. Otras afecciones crónicas que también pueden afectar al equilibrio y la estabilidad son la hipertensión crónica, los trastornos recurrentes de la tiroides, las cardiopatías y la artritis. Algunas afecciones médicas que comprometen el sistema nervioso central y contribuyen a la inestabilidad son la esclerosis múltiple, la enfermedad de Alzheimer y la enfermedad de Parkinson.

Si sospecha que padece alguna de estas afecciones, acuda a un médico para recibir el tratamiento adecuado. Si el equilibrio y la estabilidad se ven afectados por alguna de estas afecciones, se recomienda consultar a un médico sobre otras opciones.

Vértigo posicional paroxístico benigno (VPPB)

El VPPB puede causar una intensa sensación de mareo que puede dar lugar a problemas de equilibrio. Provoca periodos de vértigo que pueden surgir debido a actividades físicas leves como levantarse de la cama o ponerse de pie desde una posición sentada. Las opciones de tratamiento incluyen ejercicios de movimiento de la cabeza que pueden ayudar a controlar los síntomas.

Debe consultar inmediatamente a un médico si experimenta cualquier signo de vértigo.

Laberintitis

Esta infección del oído interno puede ser responsable de la pérdida de equilibrio debido a la interrupción de las señales nerviosas que van del oído interno al cerebro. Esta infección se asocia a casos graves de gripe y, por lo tanto, es más común en la población de edad avanzada.

Se recomienda encarecidamente acudir al médico para recibir tratamiento, que incluirá tanto fármacos como algunos cambios en la actividad física recomendados para reducir los episodios de vértigo.

Pérdida auditiva asociada a la edad

La presbiacusia, o pérdida de audición relacionada con la edad, se acumula con el tiempo y a menudo no es percibida inmediatamente por la persona que presenta los síntomas. Desafortunadamente, la pérdida de audición puede ser el resultado de cambios en los huesos, vasos sanguíneos o tejidos, y puede afectar al equilibrio.

La calidad de la audición de una persona debe ser evaluada periódicamente por un médico y, si se detecta una pérdida auditiva, las opciones de tratamiento pueden incluir audífonos u otros dispositivos.

Mala circulación

En los últimos años de la vida, los vasos sanguíneos ya no son tan eficaces como antes. Esto puede hacer que la sangre circule más lentamente por el cuerpo y que el suministro de oxígeno al cerebro sea insuficiente tras un movimiento rápido. Por ejemplo, al ponerse de pie demasiado deprisa, la tensión arterial baja y puede provocar un mareo o aturdimiento que podría causar una pérdida de equilibrio y una posible caída.

Consulte a su médico si le preocupa la presión arterial baja, ya que puede deberse a una mala circulación o a la medicación, y debe tratarse de inmediato.

CONFIRMACIÓN DE QUE EL EQUILIBRIO ES UN PROBLEMA

Primero confirmemos que el equilibrio es realmente un problema. Todo el mundo puede perder el equilibrio de vez en cuando, pero si esto ocurre con frecuencia o le causa miedo y le impide disfrutar de sus actividades, es posible que tenga que trabajar para recuperar la fuerza, la confianza y la estabilidad.

Hágase las siguientes preguntas del Instituto Nacional sobre el Envejecimiento para determinar si está experimentando problemas de equilibrio más allá de lo normal.

Si la respuesta a cualquiera de estas preguntas es "sí", consulte a un médico sobre la causa del problema y las posibles medidas paliativas que puede tomar antes de iniciar un nuevo programa de ejercicios.

- ¿Me siento inestable en ocasiones?
- ¿Tengo la sensación de que la habitación da vueltas, aunque sólo sea por unos instantes?
- ¿Tengo la sensación de estar moviéndome incluso cuando sé que mi cuerpo está quieto?
- ¿Pierdo el equilibrio y me caigo a veces?
- ¿Siento que me caigo aunque sepa que no es así?
- ¿Alguna vez me he sentido mareado o como si me fuera a desmayar?
- ¿Veo borroso a veces?
- ¿Alguna vez me he sentido desorientado, he perdido la noción del tiempo, el lugar o mi identidad?

(NIH Instituto Nacional sobre el Envejecimiento, 2017)

Si se confirma un problema de equilibrio y un médico ha aprobado realizar ejercicios de equilibrio y estiramiento para mejorar su estabilidad, continúe con el siguiente capítulo para comenzar un viaje que le conducirá hacia la confianza, el equilibrio y la fuerza. Los ejercicios en posición sentada se presentan en primer lugar en esta guía, y pueden realizarse en casa sin ningún equipo especializado. La clave para tener éxito en todo nuevo camino es dar el siguiente paso. *No tema caerse nunca más* le guiará por el camino.

2

EJERCICIOS EN POSICIÓN SENTADA

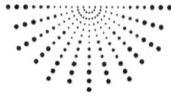

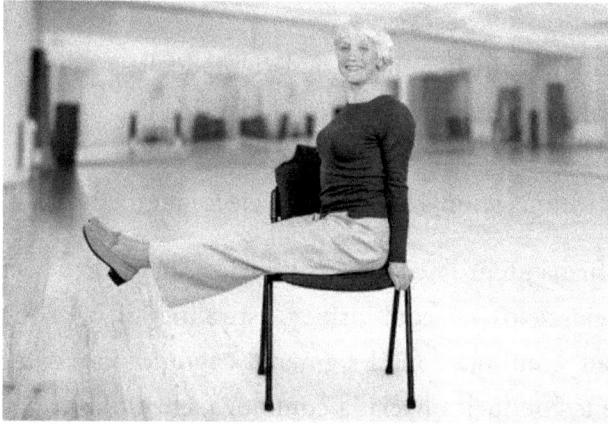

A menudo se cree erróneamente que practicar ejercicio significa realizar una actividad física intensa. No siempre es así, y desde luego no es necesario para los movimientos que se describirán en este capítulo.

Estos ejercicios son perfectos para quienes necesiten la estabilidad añadida de una silla, y les permitirán participar plenamente de ellos mientras cuentan con un apoyo total. Son un comienzo perfecto para cualquiera que tema lesionarse por una caída y mejoran la fuerza muscular y la movilidad de las articulaciones para lograr un mejor equilibrio.

Los beneficios de los ejercicios en posición sentada incluyen una mayor amplitud de movimiento y flexibilidad, reducción del dolor y de la rigidez en las articulaciones, fortalecimiento de los músculos, mejora de la circulación sanguínea, reducción del estrés y liberación de endorfinas para mejorar el estado de ánimo. Por todas estas razones, los ejercicios en posición sentada son una magnífica opción para quienes desean ponerse en forma sin riesgo de caerse o lesionarse.

Comenzaremos con movimientos de calentamiento antes de pasar a los ejercicios de brazos y piernas que se realizarán durante los próximos 28 días. A continuación, añadiremos un poco de ejercicios aeróbicos para poner en marcha el corazón y terminaremos la rutina con algunos estiramientos para mejorar la flexibilidad y prevenir los dolores musculares. Así que, ¡manos a la obra!

EJERCICIOS DE CALENTAMIENTO

Independientemente de su edad o capacidad física, el ejercicio debe ir siempre precedido de un calentamiento y estiramiento de los músculos para evitar lesiones. Los ejercicios de calentamiento que se ofrecen, son perfectos para que las personas mayores los realicen desde una posición sentada, y contribuirán a una mayor movilidad sin dolor durante los ejercicios siguientes.

También es importante que sea consciente de su respiración. Exhale al levantar una pesa, inhale al relajarse y bajar las pesas. Durante los estiramientos, concéntrese en mantener una respiración lenta y controlada.

ESTIRAMIENTO DE CUELLO

Con la espalda recta y el cuerpo en posición sentada neutra, gire suavemente la cabeza hacia la derecha para alinear la barbilla con el hombro. No se preocupe si su movilidad limitada le impide alinear completamente la barbilla con el hombro. Permita que el cuello se estire suavemente mientras estira su mano izquierda hacia abajo. Mantenga esta posición unos instantes y repítala con el otro lado. Repita el estiramiento de dos a cinco veces por cada lado hasta que los músculos del cuello y la parte superior de la espalda se sientan flexibles y relajados.

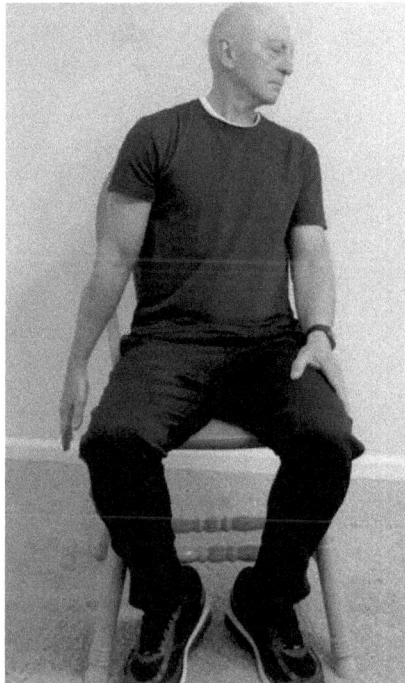

CÍRCULOS CON LOS HOMBROS

Coloque las puntas de los dedos de cada mano en el hombro correspondiente y gire el hombro hacia delante 15 veces. Repita este estiramiento rotando el hombro hacia atrás otras 15 veces. Este calentamiento distenderá los músculos de los hombros y permitirá un mayor movimiento sin dolor.

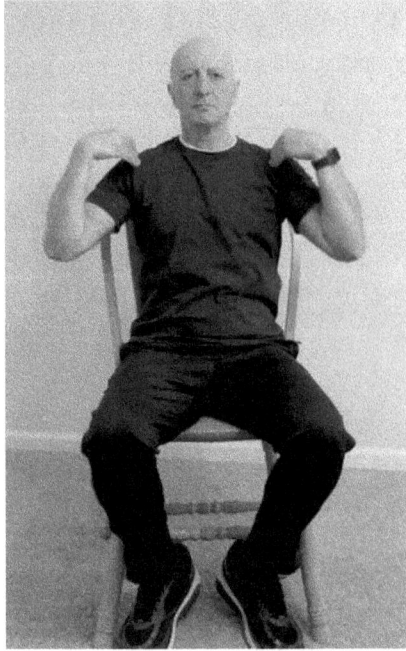

EJERCICIOS EN SILLA PARA BRAZOS

La masa muscular se deteriora con la inactividad, por eso es tan importante practicar algún tipo de ejercicio con regularidad. Una mayor fuerza conlleva una mayor estabilidad y confianza para realizar las actividades diarias sin caerse. La fuerza contribuye directamente a la independencia y la sensación de libertad. Observe la mejora de la fuerza la próxima vez que levante a su nieto para abrazarlo. Disfrute de los beneficios de unos brazos más fuertes solo con estos tres breves ejercicios proporcionados a continuación.

FLEXIONES DE BÍCEPS

Para las flexiones de bíceps se pueden utilizar bandas de resistencia o pesas pequeñas (pueden ser incluso dos latas de sopa) y cada uno debe seleccionarlas de acuerdo con el nivel de dificultad adecuado. Si utiliza bandas de resistencia, coloque los pies encima de la banda separados a la altura de los hombros y sujete las asas con los codos pegados al torso. Comience la flexión de bíceps sujetando la banda al suelo con los pies. Suba lentamente las asas hasta los hombros y luego bájalas hasta alinearlas con el muslo. Es importante mantener los codos hacia adentro en todo momento y utilizar sólo el bíceps para curvar hacia arriba. Si utiliza pesas, repita el mismo movimiento con la flexión de brazos hacia arriba con los pies firmemente apoyados en el suelo. Realice este ejercicio lentamente y a su propio ritmo durante tres series de diez repeticiones.

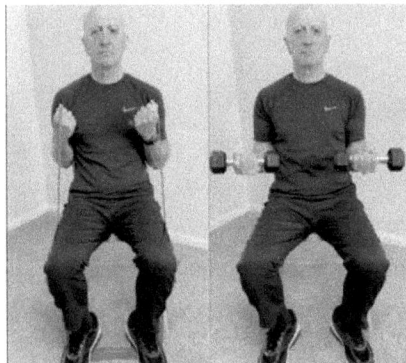

REMO SENTADO

Mientras está sentado en la parte delantera de su asiento, con los pies firmemente apoyados en el suelo, extienda los brazos hacia delante con los pulgares apuntando hacia arriba. Utilizando los músculos de la espalda para juntar los omóplatos, mueva gradualmente los codos hacia atrás hasta alinearlos con el torso. Repita este ejercicio extendiendo los brazos hacia atrás y apretando la parte superior de la espalda mientras mueve los codos para alinearlos con el torso otras ocho o diez veces. Puede utilizar pesas en las muñecas para este ejercicio cuando esté preparado para un desafío adicional.

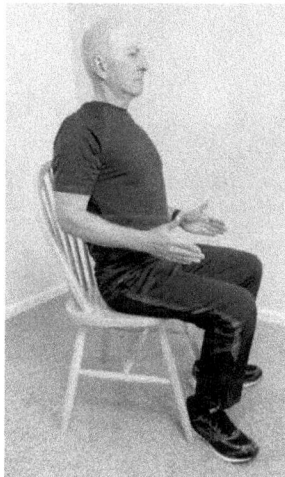

ROTACIÓN DE HOMBROS

Sentado con la espalda recta y los pies firmemente apoyados en el suelo, suba los hombros hacia las orejas y luego gírelos lentamente en un círculo completo. Repita la rotación de los hombros hacia delante y hacia atrás diez veces. Este ejercicio fortalecerá los músculos responsables de levantar y cargar.

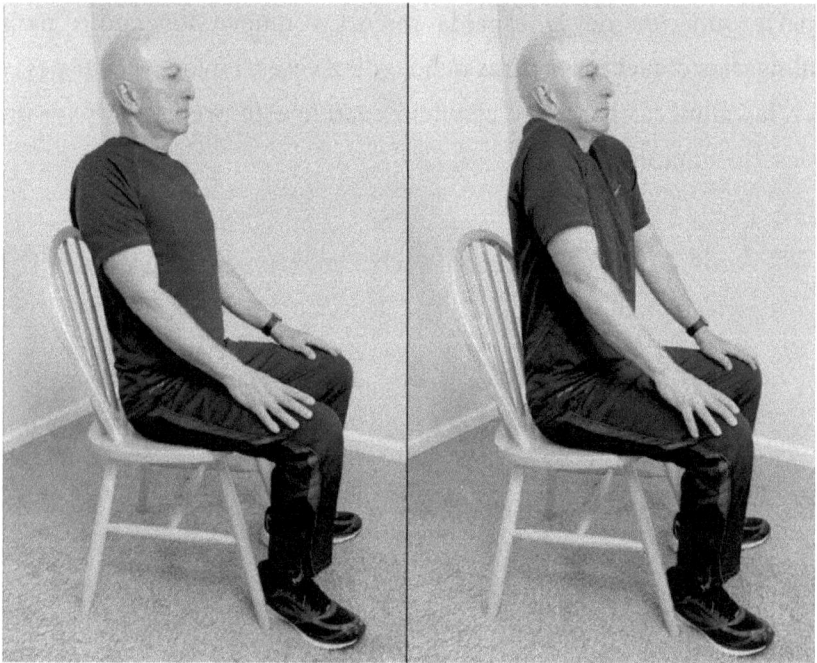

EJERCICIOS EN SILLA PARA PIERNAS

Existe la idea errónea generalizada de que los ejercicios para las piernas no pueden realizarse sentado. Las flexiones de los dedos de los pies y las elevaciones de las rodillas son ejercicios perfectos para realizar desde la comodidad y la estabilidad de una silla y contribuirán a fortalecer las piernas en general para aumentar la movilidad y la resistencia.

FLEXIONES DE LOS DEDOS DE LOS PIES

Comience con la espalda recta y los pies apoyados en el suelo. Eleve los dedos de los pies del suelo manteniendo el talón de cada pie apoyado y, a continuación, vuelva a apoyar los dedos en el suelo. Repita este ejercicio de ocho a diez veces. Para un mayor desafío, siéntese en la parte delantera de la silla y extienda las piernas rectas con los talones apoyados en el suelo. Flexione los dedos de los pies hacia el cuerpo y luego de nuevo hacia delante. Este ejercicio fortalecerá los músculos de la pantorrilla y la tibia, que se utilizan a menudo en las actividades cotidianas y al subir escaleras.

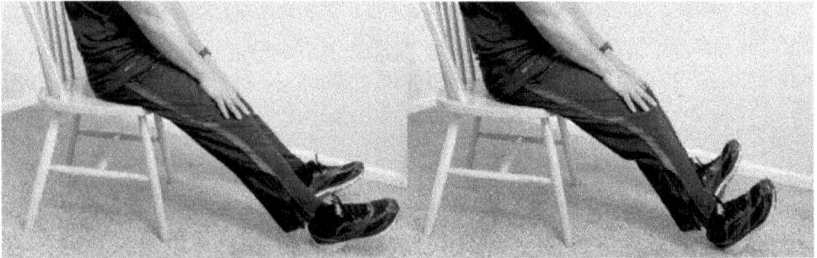

ELEVACIÓN DE RODILLAS

Sentado con la espalda recta y los pies apoyados en el suelo, levante lentamente una rodilla hacia el pecho, cuente hasta cinco y, a continuación, vuelva a apoyar suavemente el pie en el suelo. Repita esta elevación de rodilla con cada pierna hasta un total de 20 repeticiones. Si lo desea, puede añadir pesas en los tobillos. Las elevaciones de rodilla fortalecen los músculos de los cuádriceps y proporcionan mayor estabilidad en las actividades cotidianas.

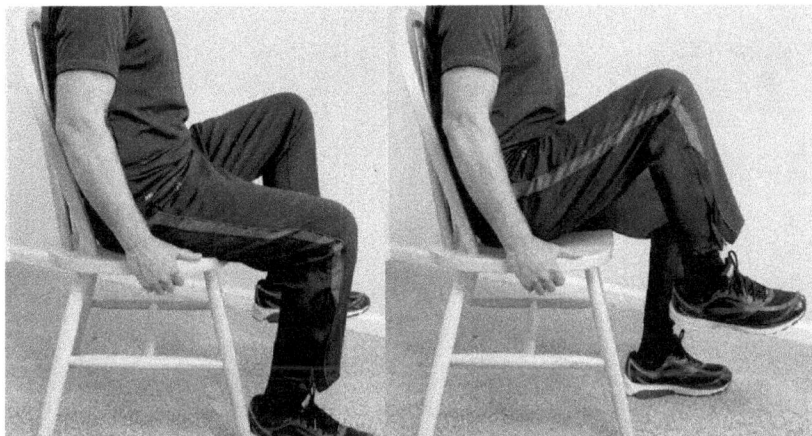

EJERCICIOS PARA EL TRONCO

Los ejercicios para el tronco son esenciales para mantener el equilibrio y la estabilidad. Los ejercicios que se describen a continuación están pensados para fortalecer el grupo muscular crítico para las personas mayores que ayudará a prevenir las caídas. Se centran en trabajar los músculos de la zona lumbar, los abdominales y los glúteos. Los músculos centrales son la base a partir de la cual podemos mantenernos activos y móviles. El giro abdominal y la silla del capitán son perfectos para trabajar estos grupos musculares.

GIRO ABDOMINAL

Sentado erguido, con la espalda recta y los pies bien apoyados en el suelo, cruce los brazos a la altura de los hombros (la postura de "Mi bella genio"). Gire todo el torso hacia la derecha con el estómago firme y contraído. Asegúrese de que la parte inferior del cuerpo permanezca inmóvil. Vuelva lentamente al centro y repita el giro hacia la derecha un total de diez veces antes de hacer lo mismo hacia la izquierda. Este ejercicio contribuirá a mejorar su postura, fortalecerá los oblicuos y los abdominales y mejorará su equilibrio general.

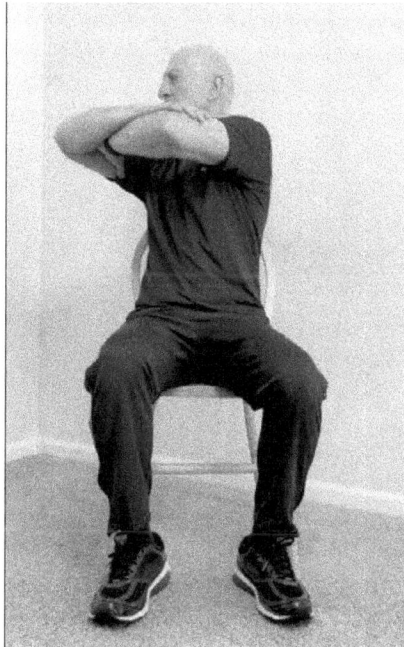

SILLA DEL CAPITÁN

Realice este ejercicio sentado en una silla que se mantenga estable en el suelo y que disponga de posa brazos cómodamente fuertes para agarrarse. Comience por sentarse con la espalda recta, agarrándose a la silla y levantando los pies del suelo para acercar las rodillas al pecho. Si no dispone de una silla con posa brazos, agárrese de los dos lados de la silla. Asegúrese de contraer los músculos abdominales y de moverse lentamente. Vuelva a poner los pies en el suelo. Aunque apenas pueda levantar los pies del suelo, este ejercicio fortalecerá el tronco con el tiempo y la práctica. Empiece con cinco repeticiones y aumente tantas como pueda (y tan alto del suelo como pueda).

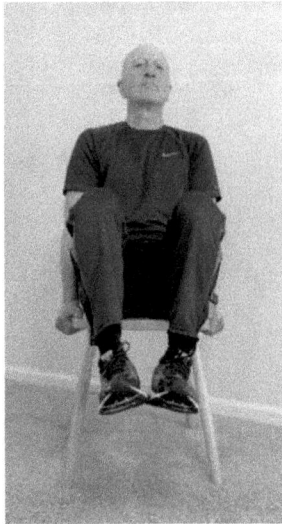

EJERCICIOS AERÓBICOS EN SILLA

Los ejercicios aeróbicos o cardiovasculares se centran en fortalecer el corazón y contribuyen a mejorar la circulación y el flujo sanguíneo. También reducen el riesgo de infarto y mejoran la resistencia durante las actividades cotidianas. Estos ejercicios también amplían la capacidad pulmonar y facilitan la respiración durante la actividad física.

SALTOS DE TIJERA SENTADO

Lo ideal es realizar este ejercicio sentado en una silla sin posa brazos, pero puede modificarse con cuidado para realizarlo también en una silla con posa brazos. Sentado con la espalda recta, extienda los brazos con el codo recto hacia abajo, a un lado del cuerpo. Mueva los brazos rápidamente hacia arriba como si realizara un salto de tijera de pie. Repita este movimiento lo más rápido posible 20 veces. Tenga en cuenta que la velocidad de este ejercicio mejorará con el tiempo y la práctica.

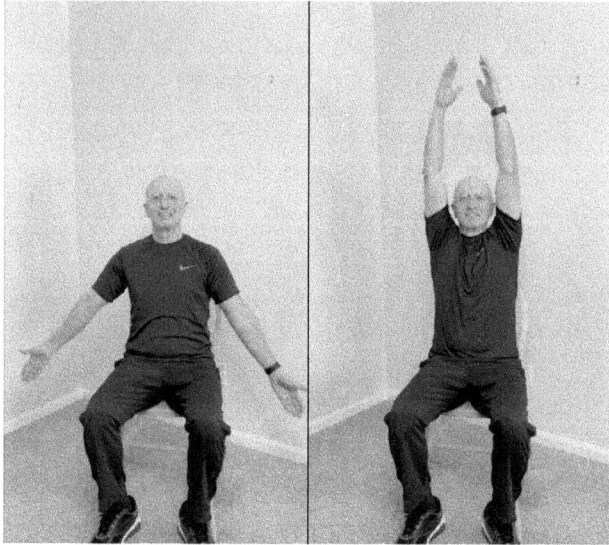

POSICIÓN DE PATINADOR SENTADO

Sentado en la silla en posición frontal, estire la pierna izquierda hacia afuera y ligeramente hacia un lado, manteniendo la punta del pie estirada. Empiece con ambos brazos extendidos hacia adelante del cuerpo, y luego baje la mano izquierda hacia el pie derecho, con el brazo derecho extendido hacia atrás. Vuelva a subir con ambos brazos extendidos por delante del cuerpo y repita el movimiento a una velocidad rápida pero que le resulte cómoda. Repita este ejercicio a cada lado diez veces. Comience despacio. Para añadir un desafío adicional, alterne el movimiento hacia la izquierda y luego hacia la derecha más rápidamente (con la mayor seguridad posible) mientras cambia la posición de las piernas entre repeticiones.

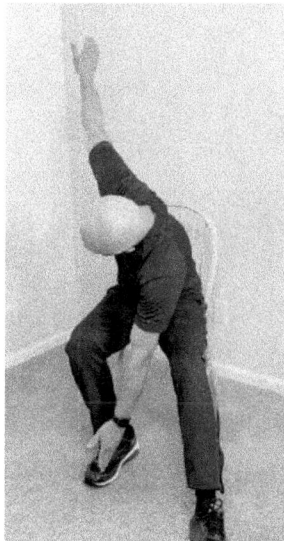

CORRER SENTADO

Siéntese en posición frontal, extienda las piernas hacia fuera y los brazos apoyados a los lados del asiento de la silla, incline los hombros hacia atrás hasta tocar suavemente el respaldo de la silla. A continuación, levante lentamente ambos pies del suelo y flexione una rodilla hacia el pecho manteniendo la otra recta. Alterne las rodillas en este ejercicio como si estuviera corriendo. Utilice los posa brazos o la base de la silla para agarrarse y aumentar la estabilidad durante este ejercicio. Comience con sesenta segundos de este ejercicio o el mayor tiempo posible y aumente el tiempo y la altura a la que levanta los pies del suelo a medida que se sienta más seguro.

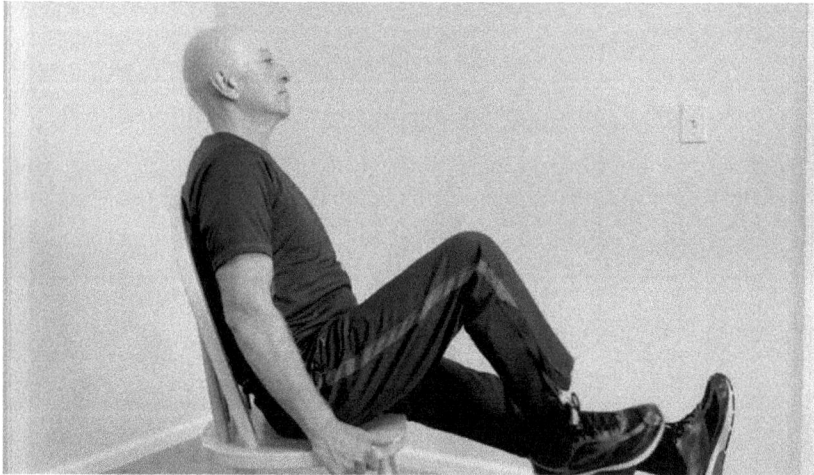

BAILE DE TAP SENTADO

Comience este ejercicio sentándose erguido en una silla con los dedos de los pies descansando suavemente en el suelo. Extienda una pierna para tocar el suelo con el talón. A continuación, apunte con los dedos de los pies y apóyelos contra el suelo levantando el talón antes de volver a colocar la pierna en posición neutra y flexionada. Ahora cambie de pierna y repita los pasos con la pierna opuesta. Cuando comience con este ejercicio, hágalo durante unos tres minutos o el mayor tiempo posible. Después de una o dos semanas, intente aumentar el tiempo del ejercicio a cuatro o cinco minutos.

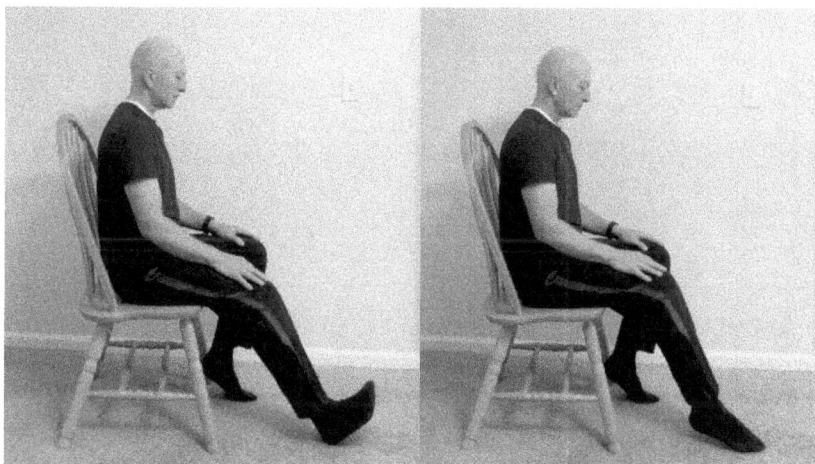

EJERCICIOS DE FLEXIBILIDAD EN SILLA

El aumento de la flexibilidad se traduce en una mayor movilidad, menos dolor y una gama más amplia de capacidades físicas. Realizar estos ejercicios con regularidad permitirá llevarlos a cabo a niveles más altos y durante períodos más prolongados. La progresión en la duración y extensión de estos ejercicios se traducirá en un cuerpo más fuerte que podrá disfrutar de las actividades diarias y le permitirá llevar una vida plena.

FLEXIÓN HACIA DELANTE SENTADO

Este ejercicio comienza con las piernas abiertas y los pies apoyados en el suelo. A continuación, inclínese hacia adelante y acerque suavemente la parte superior del cuerpo a los muslos, mientras estira suavemente las manos hacia los pies. Mantenga el cuello relajado y aguante la posición unos instantes, antes de volver a elevar lentamente el torso hacia una posición sentada neutra. Realice este estiramiento tres veces y notará que con la práctica mejora su flexibilidad. Y no olvide respirar de manera regular mientras estira.

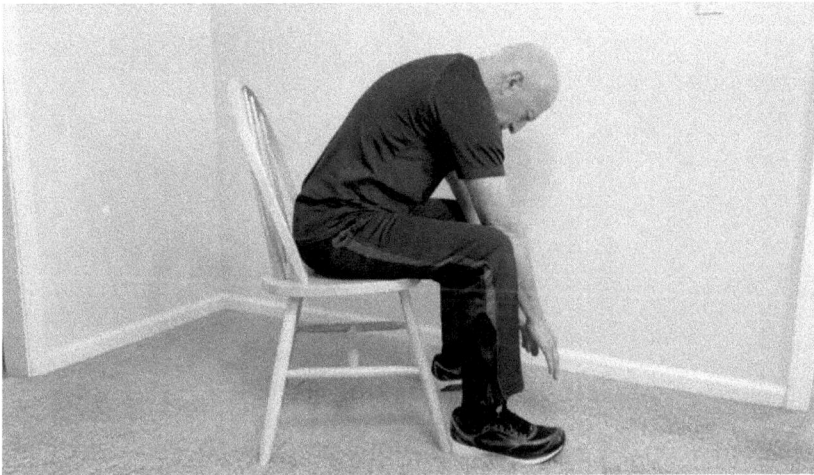

RODILLA AL PECHO

Comience con una postura erguida y el pie derecho apoyado en el suelo. Sujete la parte delantera de la rodilla izquierda con las manos y tire suavemente de ella hacia dentro hasta sentir el estiramiento en la parte posterior del muslo. Mantenga este estiramiento durante unos 30 segundos y vuelva a la posición neutra. Repita este ejercicio con cada pierna tres veces para aflojar los isquiotibiales y los glúteos. Conseguir y mantener la flexibilidad de estos músculos ayuda a prevenir lesiones y mejora el equilibrio.

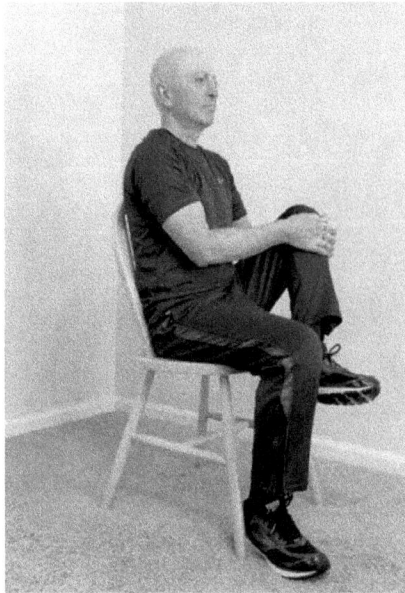

ROTACIONES DE TOBILLO

Para iniciar este ejercicio, siéntese erguido en una silla con ambos pies firmemente apoyados en el suelo. Ahora levante un pie del suelo manteniendo la rodilla flexionada. Mueva el pie en el sentido de las agujas del reloj. A continuación, invierta este movimiento y repítalo diez veces en cada dirección. Para mayor estiramiento, estire los dedos de los pies mientras realiza este ejercicio.

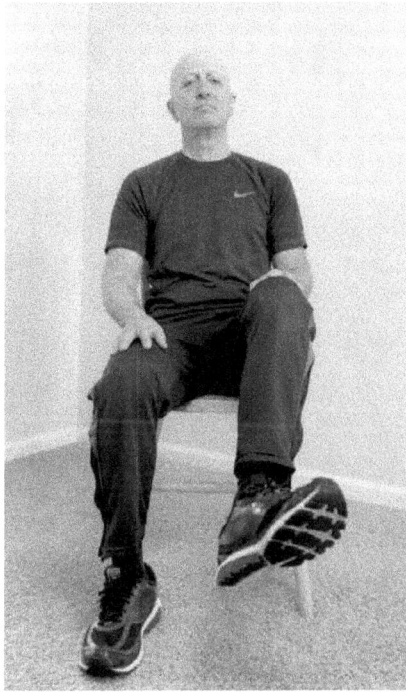

SENTARSE Y ESTIRARSE

En una silla estable, comience este estiramiento con la espalda recta y las rodillas juntas. Levante un brazo hacia el cielo y extiéndalo hacia arriba para sentir un estiramiento a lo largo del torso. Para sentir también un estiramiento en el cuello y los hombros, gire la cabeza hacia arriba en dirección a la mano. Mantenga esta postura de cinco a diez segundos y repítala del lado opuesto. Repita el estiramiento tres veces por cada lado.

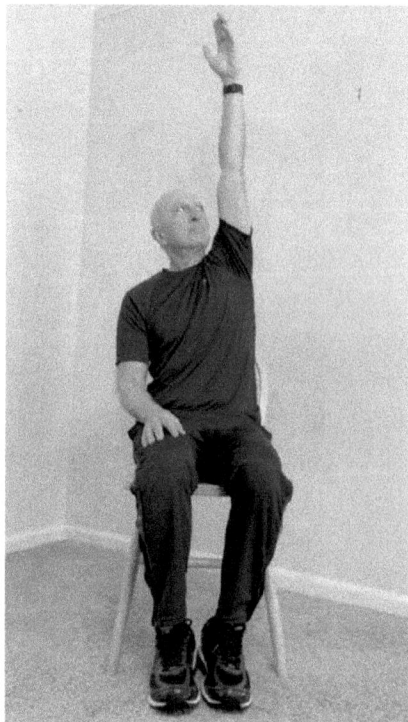

PLAN SEMANAL DE EJERCICIOS

Los ejercicios que figuran en esta sección incluyen las repeticiones y los plazos recomendados, pero cada persona empezará a un nivel ligeramente diferente. No hay necesidad de exagerar. Sea amable consigo mismo y sepa que con el tiempo se producirán progresos significativos. Le animo a que se detenga después de cada ejercicio (o estiramiento) para "sentir" la respuesta de su cuerpo.

Consulte a su médico de cabecera para determinar un buen punto de partida en función de su condición física actual.

A continuación se presenta un ejemplo de plan semanal de ejercicios en silla que puede parecer demasiado, pero siéntase libre de dividir el entrenamiento del día en secciones. Si se cansa, tómese un descanso y vuelva a los restantes ejercicios más tarde. El objetivo es que realice cuatro semanas de estos ejercicios y aumente su fuerza moviéndose todos los días.

Si en algún momento siente dolor, consulte a su médico inmediatamente.

Vea los videos de estos ejercicios en
www.betterbalanceforall.com

* * *

EJEMPLO DE PLAN SEMANAL DE EJERCICIOS EN POSICIÓN SENTADA

Lunes: Ejercicios de calentamiento sentado, Ejercicios en silla para brazos, Ejercicios para el tronco en silla

Martes: Ejercicios en silla para piernas, Ejercicios aeróbicos en silla, Ejercicios de flexibilidad en silla

Miércoles: Ejercicios de calentamiento sentado, Ejercicios en silla para brazos, Ejercicios aeróbicos en silla, Ejercicios para el tronco en silla

Jueves: Ejercicios para el tronco en silla y ejercicios de flexibilidad en silla

Viernes: Ejercicios de calentamiento sentado, ejercicios aeróbicos en silla, ejercicios de flexibilidad en silla

Sábado: Ejercicios aeróbicos en silla, ejercicios de calentamiento en silla, ejercicios para el tronco en silla, ejercicios de flexibilidad en silla

Domingo: Ejercicios de calentamiento en silla, ejercicios para el tronco en silla, ejercicios de flexibilidad en silla

Los ejercicios en posición sentada le permitirán progresar, aunque sea de forma gradual. Cada día será un poco más fácil, ya que los músculos se acondicionarán y flexibilizarán a diario. Cuando esté preparado, intente hacer ejercicios de pie para seguir aumentando su fuerza y equilibrio. Consulta el próximo capítulo para descubrir cómo realizarlos.

3

EJERCICIOS DE PIE

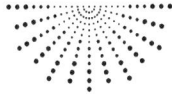

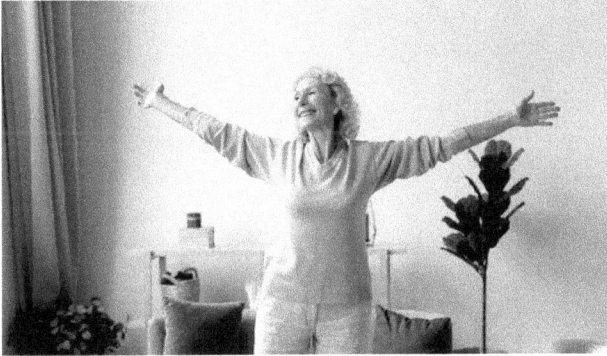

L a mayoría de las caídas se producen al caminar o al estar
de pie, por lo que es importante establecer el equilibrio
en posición erguida. El desarrollo de la fuerza y la
agilidad contribuirá a un mejor sentido general del equilibrio y a
una mayor resistencia.

Consulte a su médico para determinar si está preparado para
realizar ejercicios de pie antes de continuar con este capítulo.

Cuando comience los ejercicios de pie, vaya a un ritmo adecuado para usted. Le sugeriremos duraciones y repeticiones de los ejercicios, pero sepa que si no es capaz de completarlos, no pasa nada. Si sigue esforzándose al máximo, los músculos se fortalecerán y los ejercicios serán más fáciles de completar con el tiempo. Disfrute de estos ejercicios de pie mientras avanza hacia su siguiente nivel de mayor fortaleza durante los próximos 28 días.

Nota de precaución: En muchos de los ejercicios que siguen, me verá utilizar una silla como apoyo. Por favor, asegúrese de que cualquier objeto que utilice como medio de apoyo sea muy sólido (en caso de que pierda el equilibrio). Lo mejor sería un mostrador o un objeto inamovible en el que pueda apoyarse sin derribarlo.

EJERCICIOS

Postura con una sola pierna

Para realizar este ejercicio, comience de pie junto a una silla o mesada que pueda utilizarse como estabilizador. Sujétese a la silla o mesada y levante ligeramente una pierna del suelo mientras dobla la rodilla en un ángulo que le resulte cómodo. Mantenga una buena postura y el abdomen contraído para optimizar los beneficios de este ejercicio para mejorar el equilibrio. Mantenga la postura con la pierna elevada durante unos segundos antes de volver al suelo. De cinco a diez segundos está bien, pero dependerá de usted determinar cuánto tiempo puede mantener esta postura con seguridad. Repita este ejercicio cinco veces con cada pierna.

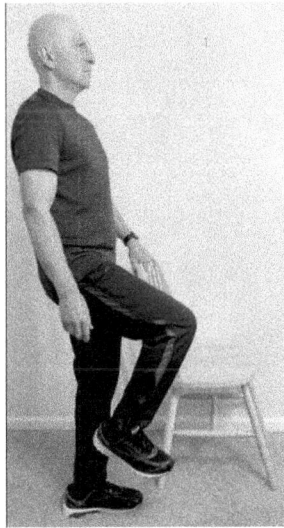

Para mantener el equilibrio, utilice ambas manos para apoyarse en una silla o una mesada. A medida que mejore su equilibrio, podrá realizar estos ejercicios sin utilizar un estabilizador. Este ejercicio en particular es extremadamente importante porque imita el caminar y subir escaleras. Estas actividades son las principales responsables de tropiezos y caídas cuando se pierde el equilibrio. Fortalecer todos los músculos implicados mejorará su capacidad para caminar y subir escaleras.

TOQUES DE PIE AL ESCALÓN

Comenzando con la espalda recta, colóquese frente a un escalón. Si es necesario, utilice una silla o una barandilla para estabilizarse durante el ejercicio. Levante lentamente un pie del suelo para pisar el escalón que tiene delante y, a continuación, vuelva a poner el pie en el suelo. Mantenga una buena postura y el abdomen contraído mientras realiza este ejercicio. Evite balancear la pierna moviéndose lentamente y de forma controlada. Toque el escalón con cada pie diez veces y repita el ejercicio con cada pierna dos o tres veces. Los toques con los pies mejoran la coordinación muscular al subir las escaleras y ayudan a evitar tropiezos y caídas.

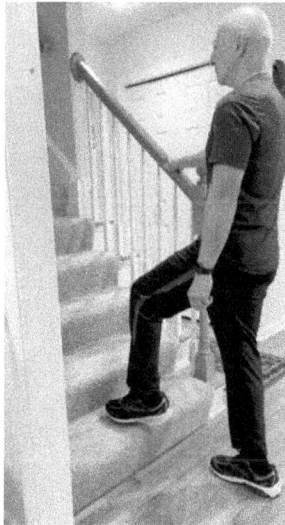

ESTIRAMIENTOS EN POSTURA RECTA

Comience este ejercicio colocando los pies lo más juntos posible mientras mantiene una postura estable. Extienda una o ambas manos por delante del cuerpo paralelas al suelo y luego regréselas acercándolas al tronco, con los codos doblados, con un movimiento lento y controlado. En este ejercicio también se puede utilizar un estabilizador mientras se estira un brazo hacia delante. Si está preparado para un reto mayor y no necesita un estabilizador, extienda los brazos hacia delante y luego hacia los lados antes de doblar los codos para volver a acercarlos al cuerpo. Repita este ejercicio diez veces. Este ejercicio mejora la capacidad de alcanzar un objeto en un espacio reducido y entrena el tronco para equilibrar el cuerpo.

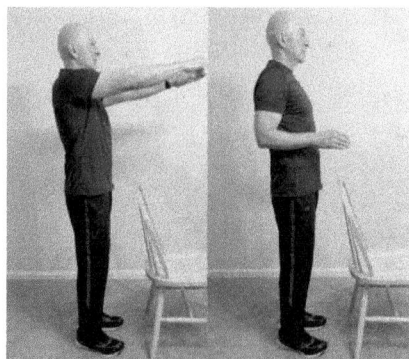

PATADA DE CADERA EN 3 DIRECCIONES

Este ejercicio se realiza sujetándose a una silla o mesada para mantener el equilibrio y el control. Empiece levantando el pie por delante del cuerpo con la pierna estirada. No se preocupe si sólo puede levantarlo ligeramente del suelo. Después de un momento, devuelva el pie al suelo con un movimiento controlado. A continuación, levante la pierna hacia un lado y, al cabo de un momento, vuelva a colocar el pie en el suelo. Luego, levante la pierna hacia atrás y vuelva a colocar el pie en el suelo. Repita este ejercicio de cinco a diez veces con cada pierna hasta completar una serie. Realice de dos a tres series con cada pierna. La patada de cadera en tres direcciones mejorará la fuerza y la flexibilidad de las caderas y facilitará actividades como caminar, subir escaleras y darse vuelta.

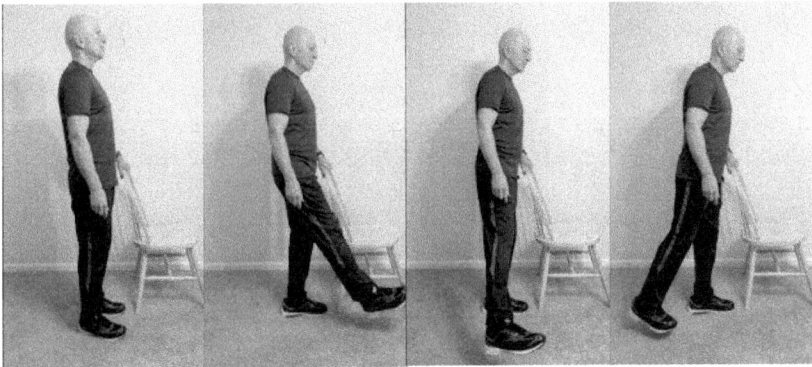

MARCHA DE PIE

Utilice una silla o mesada para estabilizar el cuerpo mientras realiza este ejercicio. Agárrese al estabilizador y eleve una rodilla hasta un ángulo de 90 grados o tan alto como pueda. Mantenga esta postura durante un momento antes de volver a apoyar el pie en el suelo. Repita este movimiento 20 veces para una sola serie de repeticiones en una pierna antes de cambiar a la otra pierna. Con cada pierna debe realizar de dos a tres series de repeticiones. Si desea aumentar la dificultad de este ejercicio, pruebe estabilizando su cuerpo con una sola mano o eliminando por completo el estabilizador. La marcha de pie mejorará la capacidad del cuerpo para responder rápidamente en caso de tropezar para pisar firme y reincorporarse. También mejora el equilibrio y la fuerza de la cadera.

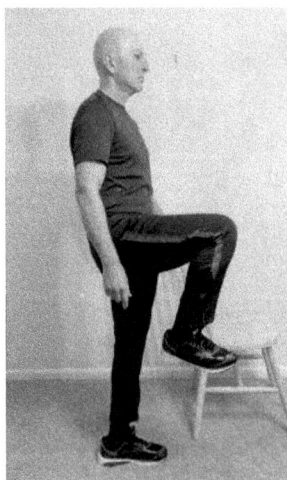

MINI ESTOCADAS

Con o sin una silla que le ayude a estabilizarse, comience este ejer-cicio con los pies separados a la altura de los hombros. Dé un paso adelante con la rodilla delantera ligeramente flexionada y, a conti-nuación, vuelva a la posición inicial. Repita el ejercicio diez veces con cada pierna. Asegúrese de utilizar una silla o una superficie estable para sujetarse si siente dolor en la rodilla o la cadera. Además, este ejercicio puede modificarse dando un paso menos profundo hacia delante al realizar la mini estocada. Este ejercicio ayuda a recuperar el equilibrio en caso de tropezar. También ayuda a fortalecer los músculos de las piernas para mejorar la resistencia.

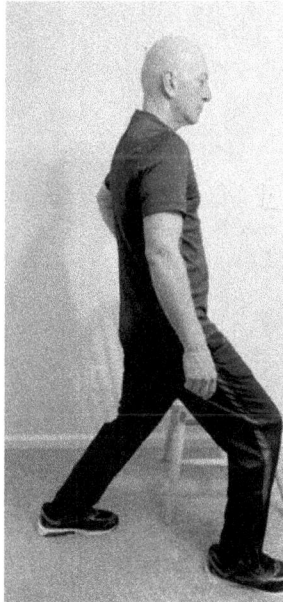

PASOS LATERALES

Para realizar este ejercicio, colóquese de pie con los pies juntos y, a continuación, dé un paso lateral un poco más amplio que el ancho de sus hombros. Lleve nuevamente el pie hacia el centro con un movimiento controlado. Repita este ejercicio de cinco a diez veces por serie de repeticiones antes de cambiar a la otra pierna. Realice de dos a tres series de repeticiones por pierna. Para mayor estabilidad, sujétese a una silla o superficie de trabajo. El paso lateral mejora la coordinación al pisar y girar en un espacio reducido y ayuda a evitar la pérdida de equilibrio en estas circunstancias.

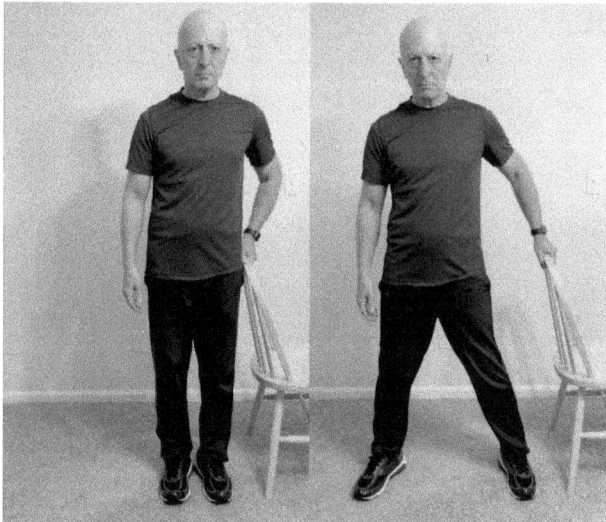

SENTADILLAS

De pie, con los pies separados a la distancia de los hombros, agáchese con un movimiento de sentadilla hasta donde le resulte cómodo (y seguro). Sujétese a una silla o superficie de trabajo para evitar caerse si es necesario. Haga diez sentadillas, tome un breve descanso y repita otras diez sentadillas dos veces más. Las sentadillas fortalecen los glúteos y los músculos de los muslos para mejorar el equilibrio y la agilidad al levantarse desde una posición sentada. Agáchese sólo hasta donde pueda levantarse cómodamente. Su amplitud de movimiento aumentará con la práctica.

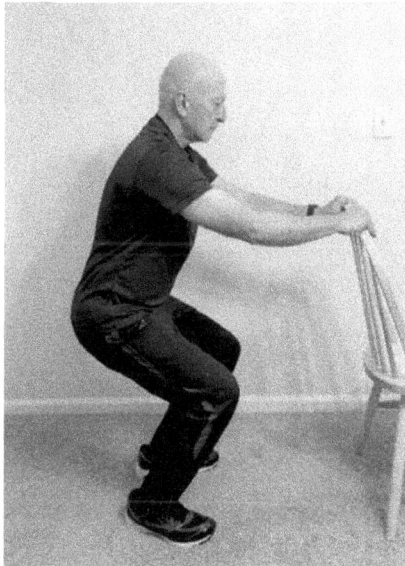

POSTURA EN TÁNDEM O SEMITÁNDEM

Realice este ejercicio utilizando una mesa o una silla para estabilizarse si es necesario. Empiece pisando con el pie derecho delante del izquierdo, de modo que el talón del pie derecho se alinee con la punta del pie izquierdo. Intente evitar en la medida de lo posible la separación entre los pies y mantenga la posición durante diez segundos. Vuelva a colocar el pie derecho junto al izquierdo y repita el ejercicio dos o tres veces antes de realizar lo mismo del lado opuesto. Esta posición sitúa el cuerpo de forma natural en un espacio reducido a la vez que ejercita los músculos que lo mantienen estabilizado.

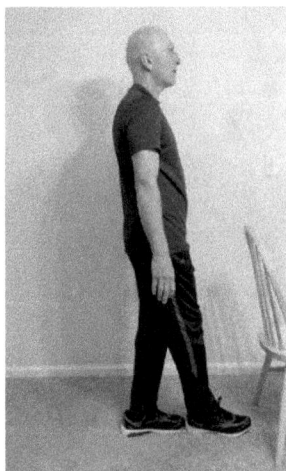

A medida que mejore su equilibrio, intente realizar la Postura del tándem sin sujetarse a una silla o mesa. Si la postura del tándem le resulta demasiado difícil, puede colocar un pie delante del otro con un ligero espacio entre los pies. Esta postura se denomina postura semi-tándem.

Elevación de talones

De pie, con los pies separados al ancho de los hombros, levante los talones del suelo mientras desplaza el peso hacia la parte delantera de los pies. A continuación, regrese lentamente los talones al suelo. Repita este ejercicio diez veces para una repetición y realice de dos a tres series de repeticiones en total. Las elevaciones de talón fortalecen los músculos de la pantorrilla y el tobillo para mejorar el equilibrio general al estar de pie y caminar.

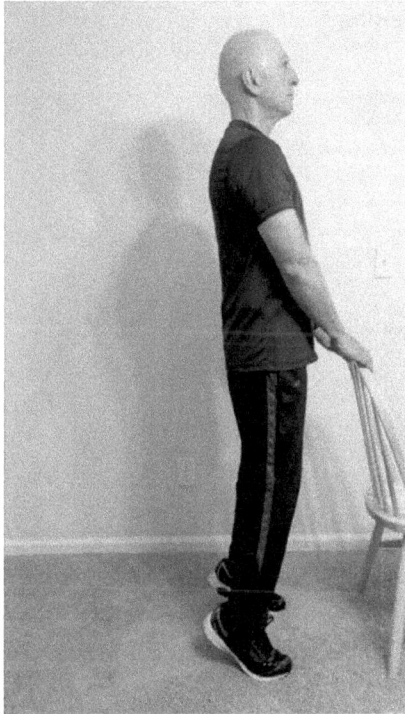

ESTIRAMIENTO DE ISQUIOTIBIALES

Comience este ejercicio sujetándose a una silla y colocando el talón de un pie en el suelo delante de usted, flexionando levemente la rodilla de la pierna opuesta. Incline suavemente el cuerpo hacia el pie y manténgalo así entre diez y veinte segundos. Repita este estiramiento con cada pierna dos o tres veces. Los isquiotibiales pueden tensarse especialmente al permanecer sentado mucho tiempo. El estiramiento de isquiotibiales afloja los músculos isquiotibiales para mejorar la agilidad y reducir los calambres al caminar y estar de pie.

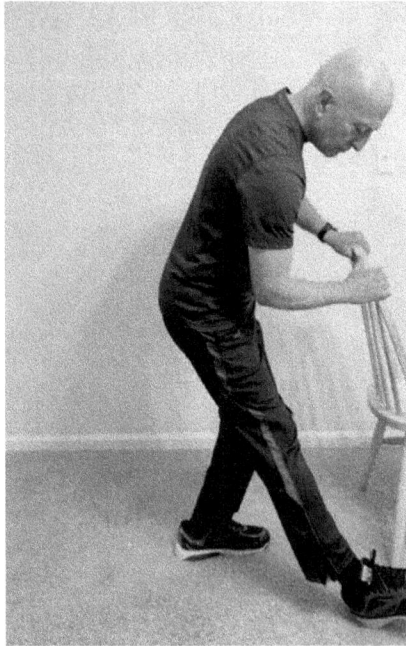

ESTIRAMIENTO DE PANTORRILLAS

Para estirar las pantorrillas, lo mejor es sujetarse a una superficie de trabajo como una mesada o apoyarse en una pared. Adelante ligeramente un pie, manteniendo el talón apoyado en el suelo y apoyando la punta del pie en la base de la pared. Mueva el cuerpo ligeramente hacia delante hasta que sienta un suave estiramiento en el músculo de la pantorrilla y mantenga la posición durante 10 a 20 segundos. Vuelva a colocar el cuerpo en posición vertical y repita el ejercicio con la pierna opuesta. Repita este ejercicio con cada pierna dos o tres veces. Los estiramientos de pantorrilla previenen los calambres y los dolores musculares.

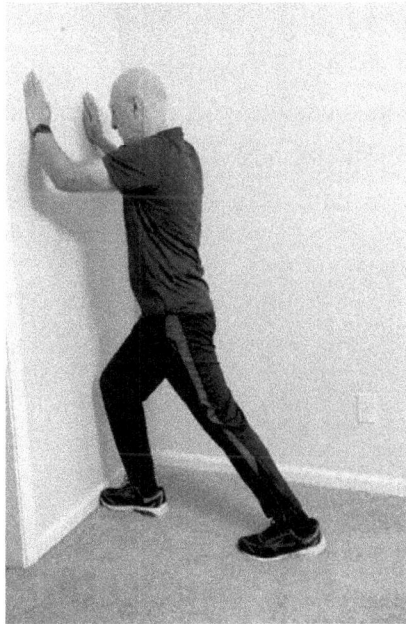

ROTACIÓN DE CABEZA

Colóquese en una posición cómoda de pie y comience este estiramiento girando la cabeza de izquierda a derecha y, a continuación, inclinándola hacia arriba y hacia abajo. Asegúrese de mantener los movimientos lentos y controlados para evitar mareos. Utilice una silla pesada o una superficie de apoyo para estabilizarse si es necesario, y detenga el ejercicio si el mareo se convierte en un problema. En cada posición, gire la cabeza todo lo que pueda y manténgala en esa posición durante 30 segundos antes de pasar a la siguiente. Un ciclo completo consistiría en girar hacia la izquierda, mantener la posición durante 30 segundos, girar lentamente hacia la derecha, mantener la posición durante 30 segundos y, a continuación, pasar a la posición frontal/neutral e inclinar lentamente la cabeza hacia arriba, mantener la posición durante 30 segundos y, a continuación, inclinar la cabeza hacia abajo y mantener la posición durante 30 segundos antes de volver a la posición neutral (mirando hacia delante). Repetir de dos a tres veces.

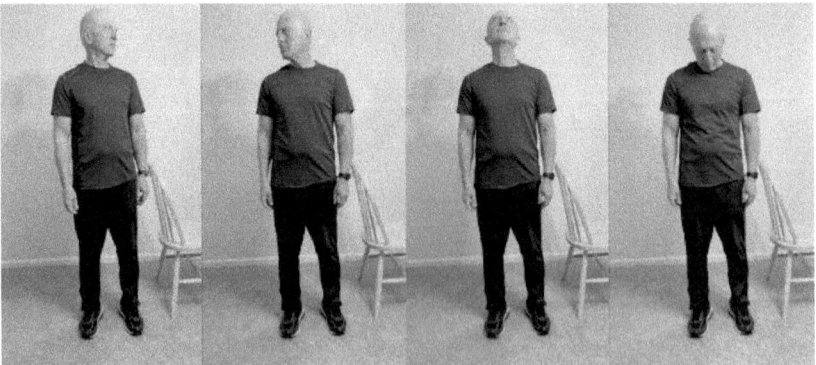

Estiramiento del reloj

Mientras se sujeta a una silla con la mano izquierda, levante suavemente la rodilla y el pie derecho del suelo hacia adelante y desplace el peso del cuerpo hacia el pie izquierdo. Extienda el brazo derecho apuntando hacia adelante y manténgalo así un momento. A continuación, mueva lentamente el brazo hacia un lado. Después de mantenerlo durante otro momento, intente apuntar con el brazo hacia atrás. No pasa nada si al principio no consigue apuntar con el brazo hacia atrás. Repita la operación con el otro lado. Repita toda la secuencia dos o tres veces. Con la práctica, la flexibilidad mejorará con este estiramiento. El estiramiento del reloj ayuda a mantener el equilibrio y el control del tronco.

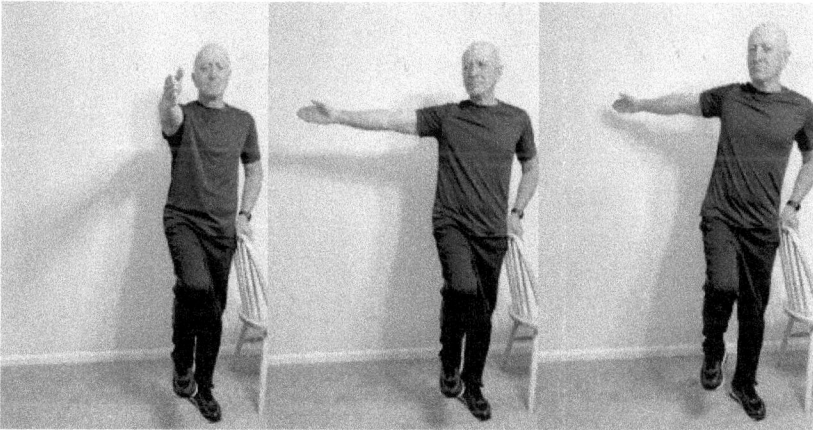

CAMINATAS CON VISIÓN ALTERNANTE

Para comenzar este ejercicio, colóquese al final de una habitación con los pies separados a la distancia del ancho de los hombros. Gire la cabeza hacia la izquierda y dé cinco pasos manteniendo la posición de la cabeza. A continuación, deténgase, gire suavemente la cabeza hacia la derecha y dé otros cinco pasos. Repita este ejercicio cinco veces con la cabeza en cada dirección. Este ejercicio le ayudará a mantener el equilibrio y la estabilidad cuando esté en movimiento.

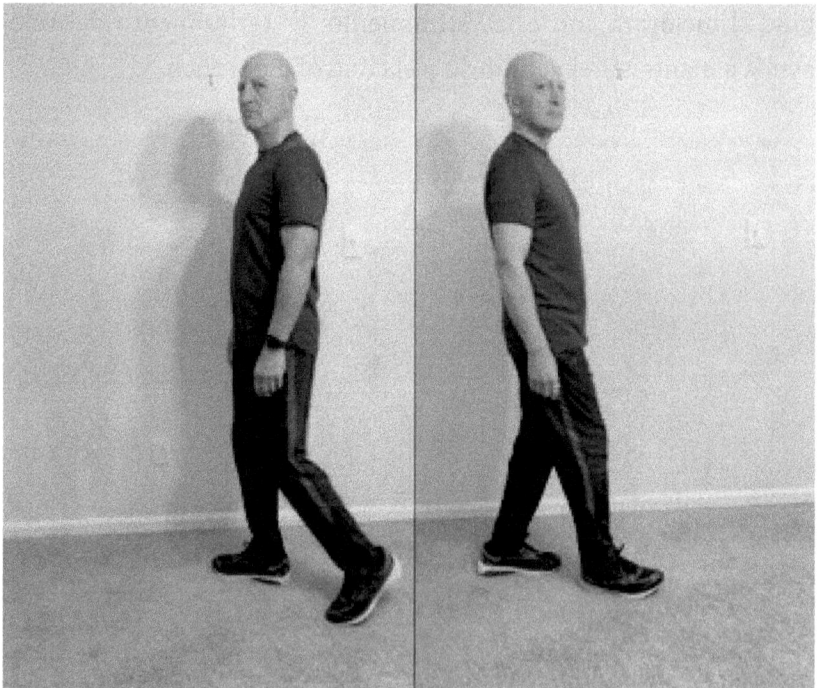

CÍRCULOS CORPORALES

Los círculos corporales pueden realizarse con distintos niveles de dificultad. Utilice un estabilizador si es necesario para evitar desequilibrarse. Si no necesita un estabilizador, coloque las manos en las caderas o a los lados para aumentar la dificultad. Comience los círculos corporales asegurándose de que la parte inferior del cuerpo permanezca apoyada y fija con los pies colocados a la anchura de los hombros. Gire el cuerpo en círculo diez veces en cada dirección.

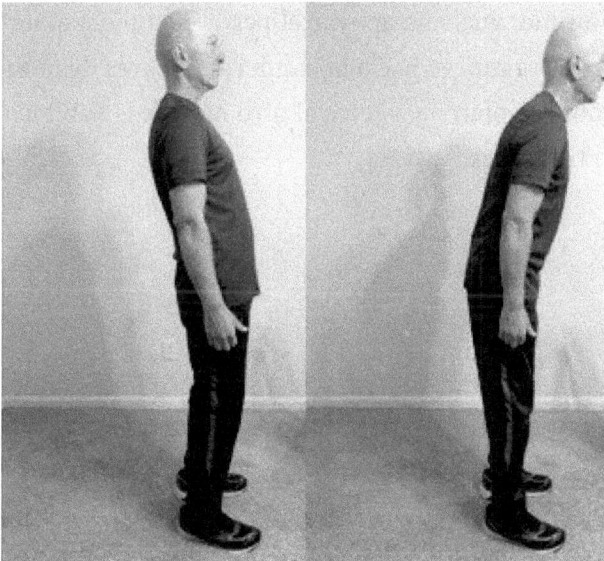

LA VID

Este ejercicio se disfruta mejor con algo de música para moverse. Utilice su teléfono o equipo de música para poner su canción favorita mientras se mueve de un extremo a otro de la habitación y luego regresa. Utilice una ayuda visual para moverse hacia la izquierda en línea recta de la siguiente manera. Desplace el peso sobre el pie izquierdo. Dé un paso hacia la izquierda con el pie derecho moviéndose alrededor y por delante del pie izquierdo. Cambie el peso al pie derecho. A continuación, desplácese hacia la izquierda con el pie izquierdo por detrás y alrededor del pie derecho. Por último, vuelva a apoyar el peso en el pie izquierdo. Haga esto mientras se mueve hacia la izquierda a través de la habitación, luego cambie de pierna y vuelva al otro lado de la habitación. Repítalo dos o tres veces.

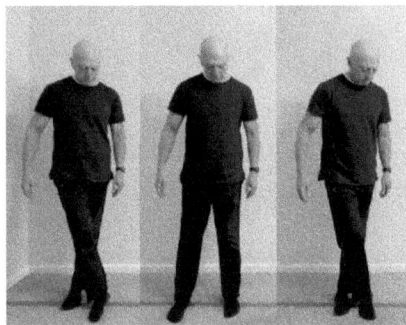

Este baile puede hacerse más difícil una vez que haya dominado la técnica, mirando hacia delante en lugar de hacia el suelo. Si es necesario, utilice una encimera larga o un compañero para apoyarse. El ejercicio de la vid ayuda a entrenar la coordinación, el equilibrio y la fuerza de las caderas y las piernas.

SENTARSE Y PARARSE

Este ejercicio se realiza exactamente como se describe, y puede ayudarse de un estabilizador para controlar mejor el equilibrio. Colóquese en el asiento de una silla y siéntese de forma lenta y controlada. Descanse un momento antes de volver a ponerse de pie. Repita el ejercicio diez veces. Sentarse para levantarse imita el movimiento cotidiano y puede ser el responsable de la pérdida de equilibrio en ocasiones. Para mayor dificultad, puede realizar este ejercicio cruzando los brazos, como se muestra a continuación. Practicarlo con regularidad le ayudará a fortalecer los músculos utilizados para realizar este movimiento.

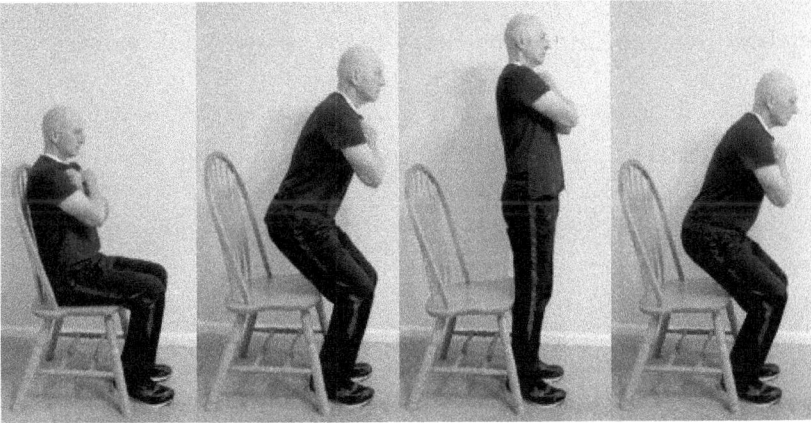

Vea los videos de estos ejercicios en
www.betterbalanceforall.com

* * *

EJEMPLO DE PLAN SEMANAL DE EJERCICIOS DE PIE

REPITA ESTOS EJERCICIOS DURANTE LAS PRÓXIMAS CUATRO SEMANAS.

Lunes: Rotación de cabeza, postura con una sola pierna, estiramientos en postura recta, marcha de pie, pasos laterales

Martes: Rotación de cabeza, toques de pie al escalón, estiramientos en postura recta, mini estocadas, sentadillas, sentarse y pararse

Miércoles: Postura con una sola pierna, estiramientos en postura recta, marcha de pie, pasos laterales, elevación de talones

Jueves: Rotación de cabeza, toques de pie al escalón, patada de cadera en 3 direcciones, mini estocadas, la vid

Viernes: Rotación de cabeza, estiramientos en postura recta, marcha de pie, caminatas con visión alternante

Sábado: Postura con una sola pierna, pasos laterales, sentadillas, postura en tándem o semitándem

Domingo: Elevación de talones, patada de cadera en 3 direcciones, pasos laterales, estiramiento de isquiotibiales, estiramiento de pantorrillas, estiramiento del reloj, círculos corporales

Fortalecer los músculos que se utilizan tanto en los ejercicios en posición sentada como de pie es esencial para mejorar la coordinación y el equilibrio general. Adquirir una rutina de ejercicios garantizará el progreso y contribuirá en gran medida a recuperar la confianza en la capacidad de volver a disfrutar de las actividades. Sin embargo, los músculos más importantes que necesitan tiempo y atención para recuperar un equilibrio óptimo son los músculos centrales.

El próximo capítulo le guiará sobre cómo asegurarse de que los músculos centrales estén correctamente acondicionados.

AYUDE A OTROS A ENCONTRAR ESTE LIBRO

La ciencia ha demostrado que cuando hace algo amable por otra persona, tanto usted como la otra persona experimentan una sensación de bienestar. Esta es la forma más sencilla de demostrar que la amabilidad hacia los demás da sus frutos. Me gustaría darle la oportunidad de realizar un acto de generosidad durante su experiencia literaria (o auditiva).

Las personas juzgan un libro en función de la cantidad de buenas críticas que ha recibido. La única manera de que este libro llegue a otros muchos lectores que lo necesitan, es disponer del mayor número posible de reseñas.

Si este libro le ha parecido valioso hasta ahora, ¿podría dedicar un momento ahora mismo a publicar una reseña sincera sobre él y su contenido? No le costará nada pero ayudará a una persona más que necesita de este libro, a encontrarlo y a utilizar su contenido para tener una vida más saludable y activa.

Esto le llevará menos de un minuto de su tiempo. Todo lo que tiene que hacer es dejar una reseña.

Por favor, vaya a la página en Amazon (o donde compró este libro) y deje una reseña.

Gracias por su amabilidad.

Ahora, volvamos al resto del libro.

4

EJERCICIOS PARA EL TRONCO

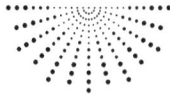

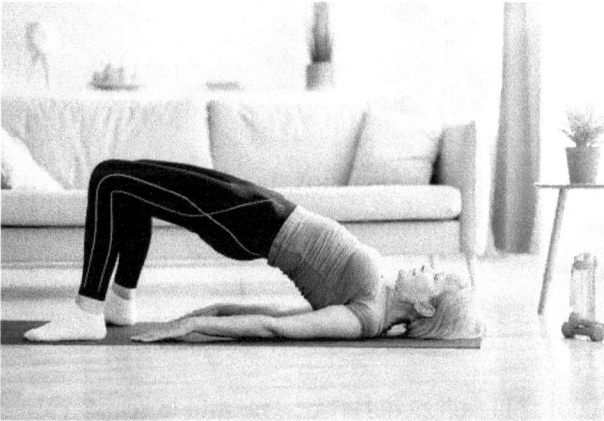

L os músculos centrales están formados por los grupos musculares de la espalda, los abdominales, la cadera y la pelvis. Trabajan juntos para estabilizar las extremidades y la columna vertebral en todos los movimientos del cuerpo. Esto convierte a los músculos centrales en el grupo muscular más importante para mantener el equilibrio y la estabilidad. Puede parecer que los ejercicios tratados en este libro hasta ahora han incluido todo el cuerpo. Y, aunque el tronco ha estado implicado, todavía no nos hemos centrado en fortalecerlo directamente.

Aunque todo el cuerpo contribuye al equilibrio y la estabilidad, los músculos centrales son mucho más responsables de mantener nuestro equilibrio de lo que creemos. Por lo tanto, es hora de que nos centremos más en garantizar que estén lo suficientemente fuertes y en forma como para proporcionar el marco estable necesario para las actividades cotidianas.

CINCO BENEFICIOS DE UN TRONCO FUERTE

Uno: Un tronco más fuerte significa mayor estabilidad y equilibrio.

Dos: Un mayor equilibrio y estabilidad reduce el riesgo de caídas y lesiones.

Tres: Además de estos beneficios, también permiten que el resto de nuestro cuerpo se fortalezca al proporcionar un marco sólido desde el que moverse.

Cuatro: Un tronco fuerte reduce los dolores lumbares.

Cinco: Mejorar la fuerza del tronco facilita la realización de tareas.

Teniendo en cuenta estos beneficios, es esencial incluir ejercicios para el tronco en cualquier rutina de ejercicios. Estos ejercicios sientan las bases para la facilidad y eficacia de todos los demás ejercicios mencionados hasta el momento. Así que, sin más preámbulos, ¡comencemos!

EJERCICIOS

Rodillas al pecho

Utilice una silla estable para este ejercicio y comience sentándose cómodamente mirando hacia adelante. Incline los hombros hacia atrás hasta apoyarlos en la parte superior del respaldo de la silla y agarre el asiento con ambas manos para mantener el equilibrio. Comience el ejercicio con ambas piernas estiradas hacia delante con los talones apoyados en el suelo. A continuación, comience a flexionar ambas rodillas acercándolas lo más posible al pecho. Vuelva a extender las piernas y apóyelas con los talones en el suelo. Repita este movimiento de acercar las rodillas al pecho de 8 a 12 veces para completar una serie. Complete de dos a tres series. Si no puede acercar ambas rodillas al pecho, modifique el ejercicio apoyando firmemente un pie en el suelo mientras levanta una rodilla hacia el pecho.

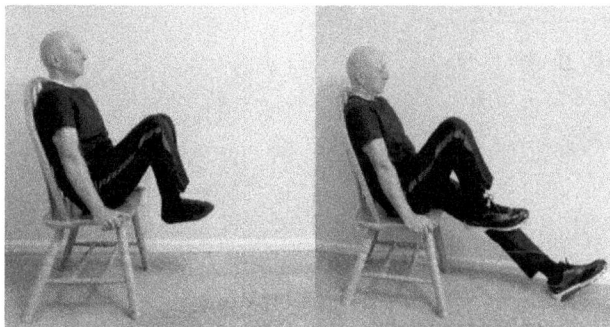

ELEVACIÓN DE PIERNAS EXTENDIDAS

Utilizando aquí también una silla estable, comience sentándose hacia el frente del asiento. Contraiga el abdomen y mantenga la espalda recta durante todo el ejercicio. Sujete el asiento de la silla con ambas manos y coloque los pies por delante del cuerpo, con los talones apoyados suavemente en el suelo y las piernas rectas. Comience levantando una pierna en el aire lo más alto posible y vuelva a apoyarla en el suelo con un movimiento controlado y suave. Repita esta operación con la pierna opuesta para completar una sola repetición. Realice entre 8 y 12 repeticiones en un total de dos o tres series.

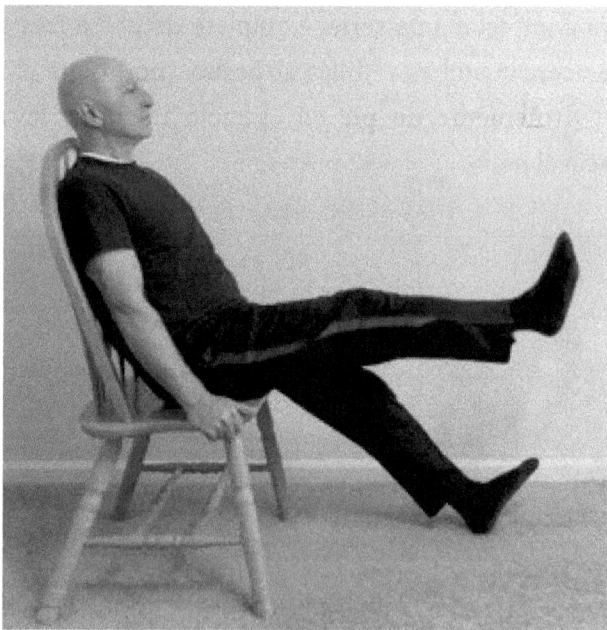

PATADAS

Nuevamente, sentado hacia el frente en una silla estable, agárrese al asiento e inclínese hacia atrás apoyándose en el respaldo de la silla para conseguir estabilidad. Levante ambos pies del suelo, con las piernas estiradas, con la intención de llevarlos paralelos a las caderas. Comience levantando lentamente una pierna a la vez, alternando con la otra, unos centímetros más en el aire. Intente evitar, si es posible, que las piernas se apoyen en el suelo durante la serie. Patee alternando los pies de 8 a 12 veces para una sola serie y complete de dos a tres series en total.

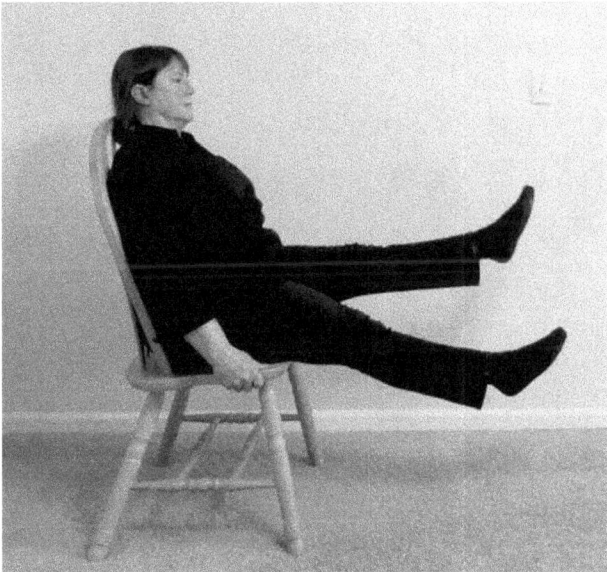

PLANCHA MODIFICADA

Colóquese frente al respaldo de una silla con la espalda recta. Sujete el asiento de la silla con ambas manos mientras mantiene los codos ligeramente flexionados. Mueva los pies unos metros hacia atrás hasta que los hombros se alineen con las manos que agarran la silla. Es importante mantener las caderas en una posición nivelada con el cuerpo y el abdomen contraído hacia adentro. La columna debe permanecer horizontal para que el cuerpo esté completamente alineado desde los hombros hasta los pies. Mantenga esta posición durante 30 segundos y luego póngase de pie o siéntese para hacer una breve pausa. Repita este ejercicio dos o tres veces.

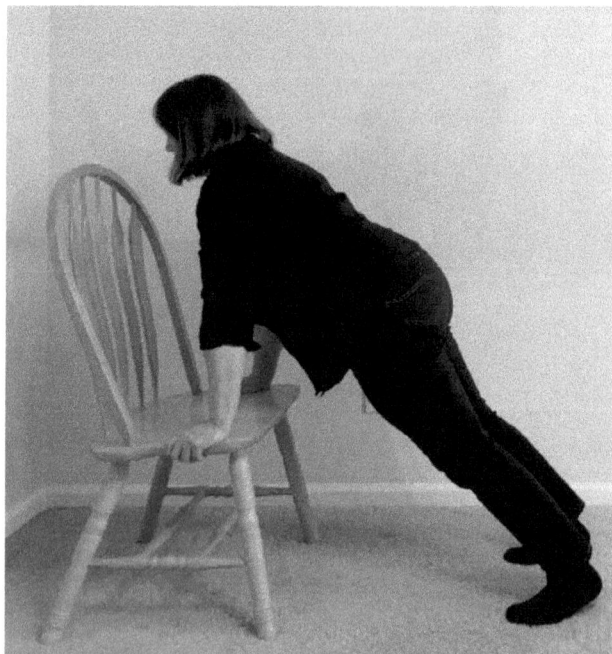

GIROS DE TORSO

En este ejercicio se utiliza un balón medicinal, una pesa pequeña o un objeto que tenga un peso cómodo para levantar. Comience este ejercicio sentado en una silla con ambos pies firmemente apoyados en el suelo. Levante la pesa del regazo y gire lentamente hacia la derecha mientras sujeta la pesa en el centro del torso. A continuación, gire hacia la izquierda para completar una repetición. Realice de ocho a diez repeticiones por serie, de dos a tres veces, tomando breves descansos entre series.

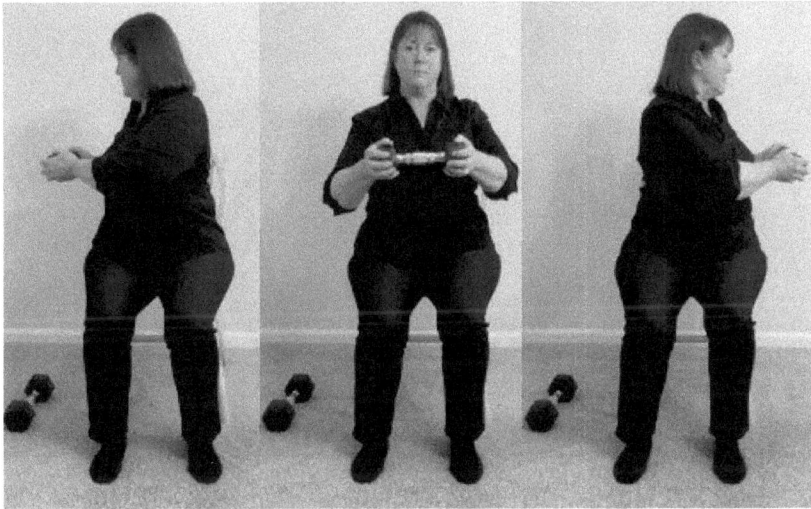

FLEXIONES LATERALES

Siéntese erguido en una silla estable con una mano detrás de la cabeza y la otra estirada hacia un lado con el brazo completamente estirado. Mientras ejercita los músculos centrales, flexione el torso en la dirección de la mano extendida y llévelo en dirección al suelo. Concéntrese en utilizar los músculos que se extienden a lo largo de la caja torácica durante la flexión. Vuelva a la posición vertical y repita el ejercicio otras 8 a 12 veces antes de cambiar la flexión al lado opuesto. Realice de dos a tres series en cada lado.

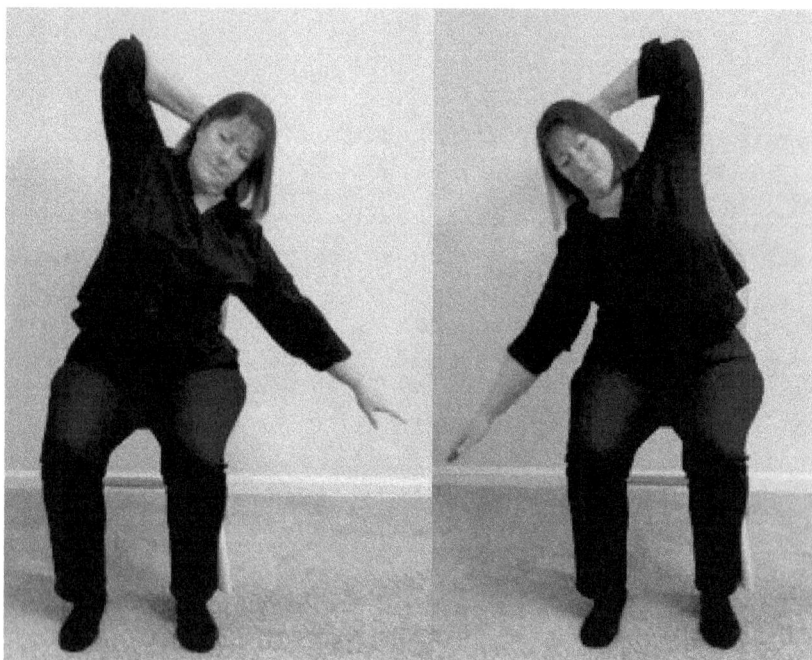

ELEVACIONES DE PIERNAS

Sentado de frente en una silla estable, agárrese al asiento con ambas manos y levante una pierna del suelo unos diez o quince centímetros. Mantenga la pierna estirada y los músculos centrales contraídos. Vuelva a colocar el pie en el suelo y cambie de pierna para realizar el ejercicio con la pierna opuesta. Repita este ejercicio de ocho a diez veces con cada pierna hasta completar una serie. Realice de dos a tres series.

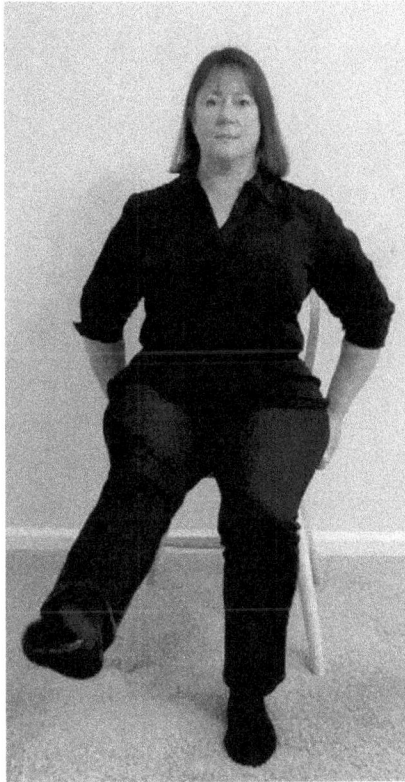

EL SUPERMAN

Este ejercicio se realiza recostado boca abajo en el suelo, con los brazos estirados por encima de la cabeza y las piernas separadas paralelas al ancho de los hombros. Comience levantando la cabeza, el brazo derecho y la pierna izquierda unos centímetros del suelo. Mantenga esta posición durante dos o tres segundos antes de volver lentamente a la posición de reposo en el suelo. Alterne los brazos y las piernas en cada repetición. Realice de ocho a diez repeticiones en cada lado para un total de dos a tres series.

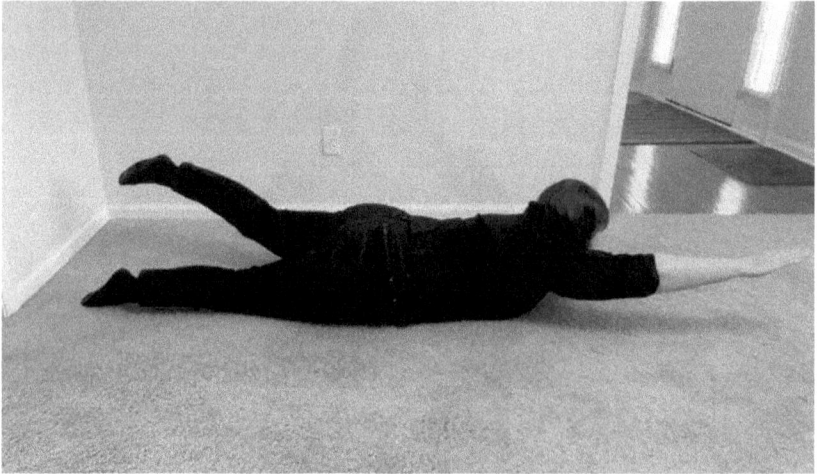

CORTE DE LEÑA

Comience este ejercicio de pie, con las rodillas ligeramente flexionadas y los pies separados un poco más que la distancia del ancho de los hombros. Con las manos juntas, suba los brazos por encima del hombro derecho. Mientras realiza una sentadilla lenta, baje las manos con un movimiento diagonal a través del cuerpo hacia el pie izquierdo. Levántese lentamente de la posición de sentadilla y vuelva a subir las manos por encima del hombro. Repita el corte de leña de ocho a diez veces por cada lado para un total de dos a tres series.

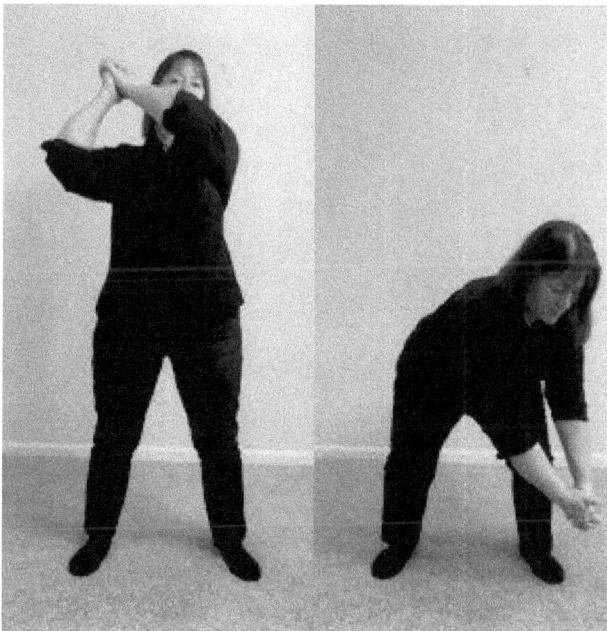

EL PUENTE

Comience el puente recostado en el suelo con las rodillas flexionadas y los pies firmemente apoyados en el suelo. Con la espalda
recta, levante las caderas del suelo manteniendo el tronco
contraído. Mantenga las caderas en alto con el cuerpo alineado
durante unos segundos antes de bajar lentamente las caderas de
nuevo al suelo. Repita este ejercicio de ocho a diez veces tomando
los descansos necesarios.

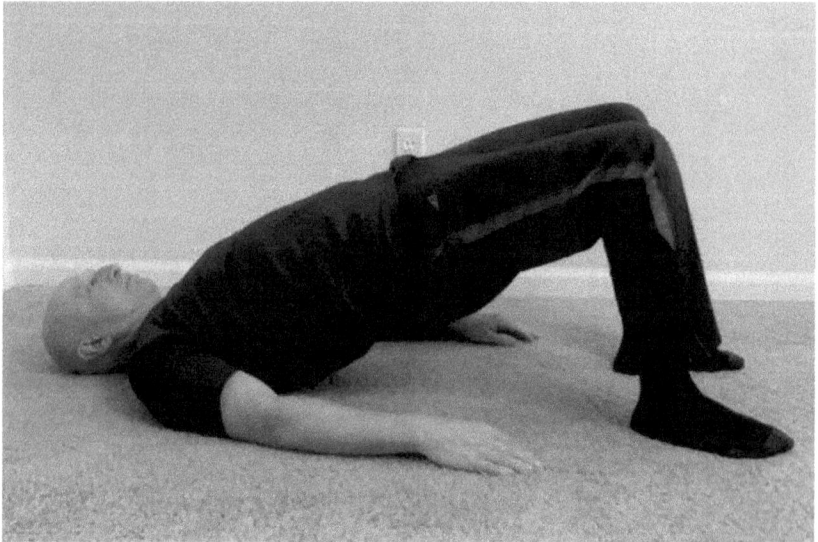

ELEVACIÓN DE PIERNAS MODIFICADA

Siéntese erguido en la parte delantera de una silla, apoyando la espalda en el respaldo, con los hombros echados hacia atrás, agarrando el asiento con las dos manos. Comience con las rodillas y los pies juntos mientras los levanta lentamente del suelo unos centímetros. Manténgalos por encima del suelo un momento antes de volver a colocarlos nuevamente en el suelo con un movimiento controlado. Repita este ejercicio de 10 a 12 veces por serie hasta un total de tres a cinco series. Si le resulta demasiado duro hacer este ejercicio con las dos piernas a la vez, hágalo con una pierna cada vez, como se muestra aquí.

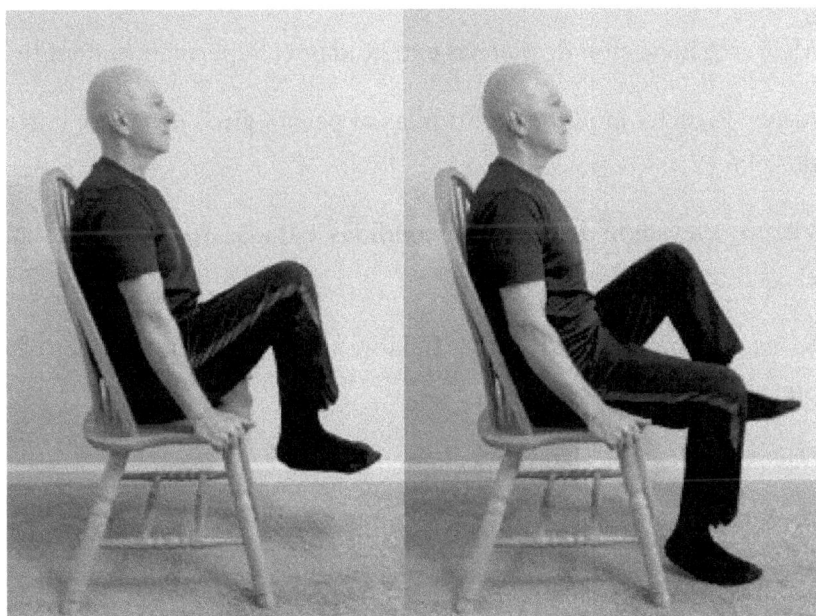

Vea los videos de estos ejercicios en
www.betterbalanceforall.com

* * *

EJEMPLO DE PLAN SEMANAL DE EJERCICIOS PARA EL TRONCO

Lunes: Elevación de piernas extendidas, patadas, giros de torso, el Superman

Martes: Plancha modificada, corte de leña, elevación de piernas, elevación de piernas modificada

Miércoles: Elevación de piernas extendidas, el Superman, el puente

Jueves: Plancha modificada, rodillas al pecho, giros de torso, corte de leña

Viernes: Elevación de piernas extendidas, patadas, rodillas al pecho, elevaciones de piernas

Sábado: Plancha modificada, flexiones laterales, elevaciones de piernas

Domingo: Flexiones laterales, el puente

Estos ejercicios para el tronco aumentarán la capacidad de su cuerpo para realizar las actividades diarias y contribuirán a aumentar su seguridad y sentido del equilibrio. Después de completar los ejercicios expuestos hasta ahora, es importante mantener los músculos flexibles y relajados.

El siguiente capítulo abordará los estiramientos que le ayudarán a aliviar la tensión muscular en varias zonas del cuerpo.

5
EJERCICIOS DE ESTIRAMIENTO

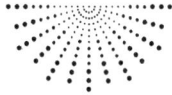

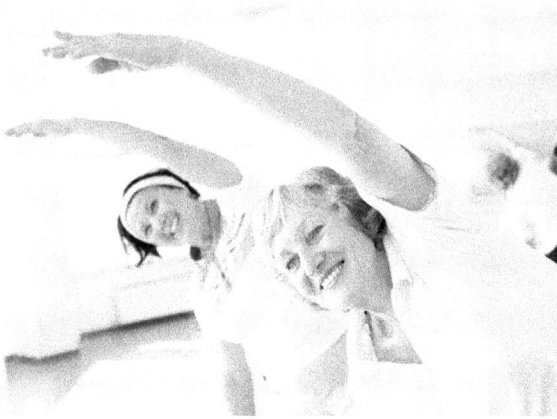

Realizar estos ejercicios y estiramientos mejora la forma física, pero también es esencial mantener un estado mental positivo. Puede ser increíblemente estresante pasar los años dorados de tu vida con miedo a caerte. Y, aunque los ejercicios de este libro aumentarán tu confianza, los estiramientos tienen profundos beneficios que contribuirán también a mantener una mente y un cuerpo más fuertes y seguros.

BENEFICIOS DEL ESTIRAMIENTO

Los cinco principales beneficios del estiramiento son: **mejora del rango de movimiento, mejora de la postura, disminución de la tensión y el dolor muscular, reducción del riesgo de lesiones, aumento de la circulación y mejora del control muscular.** El estiramiento mejora el equilibrio y la coordinación. Prepara el cuerpo para el movimiento relajando los músculos y distribuyendo oxígeno y nutrientes a los tejidos. Los ejercicios de estiramiento también ralentizan la degeneración articular al prevenir la rigidez muscular y ayudar a la recuperación tras un accidente o lesión. Favorecen una postura correcta al aumentar la flexibilidad y sostener la zona lumbar y los hombros, además de proporcionar una inyección de energía al cerebro gracias al aumento del flujo sanguíneo.

TIPOS DE ESTIRAMIENTOS

En esta sección se abordarán dos tipos principales de estiramientos: los **estiramientos dinámicos y los estáticos. Los estiramientos dinámicos** implican movimientos que se realizan repetidamente durante un breve periodo de tiempo. Ayudan a calentar y relajar los músculos y son ideales para realizar antes de la actividad física. Otra técnica habitual es la de los **estiramientos estáticos**, que implica movimientos que elongan el músculo a la vez que lo distienden, y se mantienen durante un tiempo considerablemente más largo. Normalmente, los estiramientos dinámicos se mantienen entre ocho y diez segundos, mientras que los estáticos se mantienen entre 15 y 30 segundos. Los estiramientos estáticos aumentan el flujo sanguíneo a los músculos y son ideales para prevenir las molestias y la rigidez después del entrenamiento. También ayudan a la recuperación muscular después del ejercicio o de una lesión.

PUNTOS DE ENFOQUE DURANTE LOS ESTIRAMIENTOS

El calentamiento y el enfriamiento deben incorporarse a la rutina de estiramientos. Al poner en marcha el corazón de antemano, los músculos responderán mejor al estiramiento. Además, una caminata rápida después del estiramiento maximizará los beneficios del mismo. Durante el estiramiento, recuerde que debe respirar de forma constante y relajada. Sea consciente de los estiramientos y realícelos siempre con soltura. En ocasiones, los estiramientos pueden revelar rigidez y resultar incómodos, pero nunca deben ser dolorosos.

Consulte con su médico antes de iniciar cualquier programa de ejercicios o estiramientos y coméntele cualquier afección que pueda suponer un peligro. Y, si en algún momento comienza a sentir dolor, acuda a un médico inmediatamente.

Si experimenta dolor, interrumpa inmediatamente el ejercicio o el estiramiento. Respire de manera uniforme para que el oxígeno fluya en todo momento. Evite realizar los estiramientos de golpe para prevenir lesiones. Todos los estiramientos deben hacerse con movimientos fluidos y suaves. Mantenga la espalda en la alineación adecuada siempre que gire para no pinzar ningún nervio. Por último, evite extender demasiado la cabeza hacia atrás. Dado que la columna vertebral discurre por la base del cuello, inclinarla demasiado hacia atrás puede provocar lesiones graves, dolor o mareos.

ESTIRAMIENTOS ESTÁTICOS

Es posible que se esté preguntando qué es lo que hace que los estiramientos estáticos promuevan una sensación de relajación y mayor flexibilidad (a menudo, el mayor indicador de la recuperación muscular después del ejercicio). Es sabido que los estiramientos son beneficiosos, pero ¿qué hace que el estiramiento estático sea único? ¿Y por qué es de particular importancia después de hacer ejercicio? Hay una gran variedad elementos beneficiosos en los estiramientos estáticos que discutiremos a continuación, comenzando con el flujo sanguíneo.

Flujo Sanguíneo: El estiramiento estático tiene un efecto interesante sobre el flujo sanguíneo del músculo. Durante el estiramiento, el músculo se elonga, lo que contrae los vasos sanguíneos y reduce el flujo de sangre y nutrientes al músculo durante el estiramiento. Cuando el estiramiento termina y el músculo vuelve a su estado natural, la sangre fluye hacia el músculo. El nivel de flujo sanguíneo es significativamente mayor después del estiramiento que antes de comenzarlo. El resultado es un aporte masivo de nutrientes y una mejor eliminación de los residuos metabólicos celulares. El efecto que el estiramiento estático tiene sobre el flujo sanguíneo contribuye directamente a la recuperación muscular.

Relajación: El estiramiento estático afecta directamente al sistema nervioso parasimpático durante semanas después de que se completa el mismo. Este es el sistema responsable de la sensación de relajación. Un estudio encontró que al realizar estiramientos estáticos de 15 minutos al día durante 28 días, se observaron efectos duraderos como mejoras en el rendimiento cardíaco. (Walker, 2016)

Flexibilidad: El estiramiento estático mejora el rango de movimiento de una articulación y, por lo tanto, aumenta la flexibilidad de esa articulación. Al aumentar la flexibilidad y tener una mayor amplitud de movimiento, los músculos podrán trabajar y realizar una variedad de movimientos que de otro modo estarían inhibidos de hacerlo.

ELEVACIONES DE BRAZOS

Párese con los pies separados a una distancia cómoda y las manos relajadas a los lados. Gire los hombros hacia atrás y levante el pecho hacia el cielo para lograr una postura adecuada. Levante los brazos rectos por encima de la cabeza con una inhalación lenta y profunda y manténgala durante seis o siete segundos. Lleve lentamente los brazos hacia abajo mientras exhala y repita el procedimiento tres o cuatro veces.

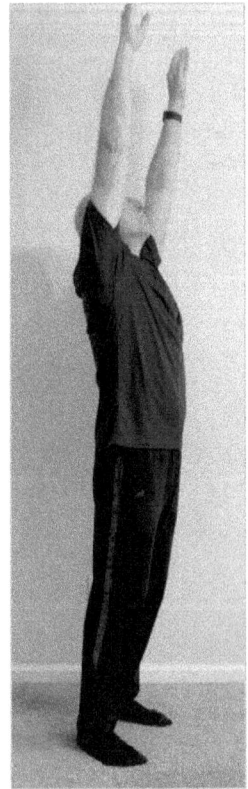

EJERCICIOS DE ESTIRAMIENTO | 87

Manos y muñecas

Extienda los brazos hacia adelante con las palmas hacia abajo. Estire los dedos y gire las muñecas. Esto también se puede hacer con los brazos hacia abajo y a los lados. Repita esto diez veces o durante un minuto.

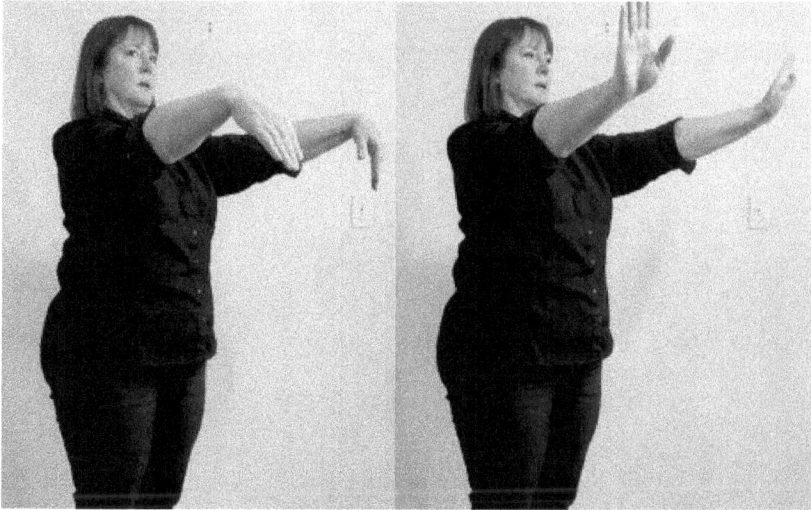

PECHO

Siéntese cómodamente, levante los brazos con los codos doblados y descanse las manos suavemente en la parte posterior de la cabeza. Inhale y lleve la parte superior del torso hacia atrás tanto como sea posible para sentir un estiramiento en el pecho. Repita este ejercicio tres o cuatro veces.

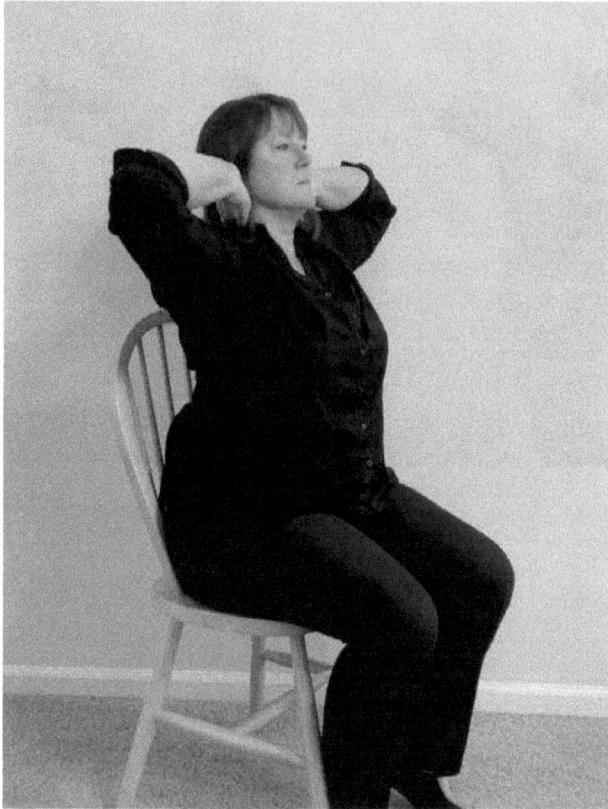

Dorsales

De pie, con la espalda recta, lleve sus manos hacia abajo y hacia atrás con los dedos entrelazados. Inhale profundamente y, al exhalar, levante los brazos un poco más por detrás de usted, inclinándose ligeramente hacia adelante. Mantenga la posición durante 10 segundos antes de regresar los brazos a los lados en una posición cómoda. Repita este estiramiento diez veces.

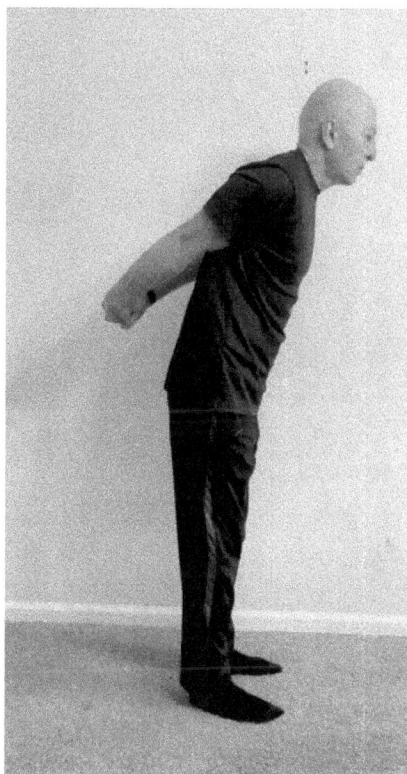

Lumbares

De pie con la espalda recta, coloque las palmas de las manos hacia abajo en la parte inferior de la espalda. Empuje la caja torácica hacia adelante mientras inclina ligeramente los hombros hacia atrás para sentir un estiramiento en la parte baja de la espalda. Mantenga el estiramiento durante 10 segundos antes de volver el torso a una posición neutral. Repita este estiramiento siete veces.

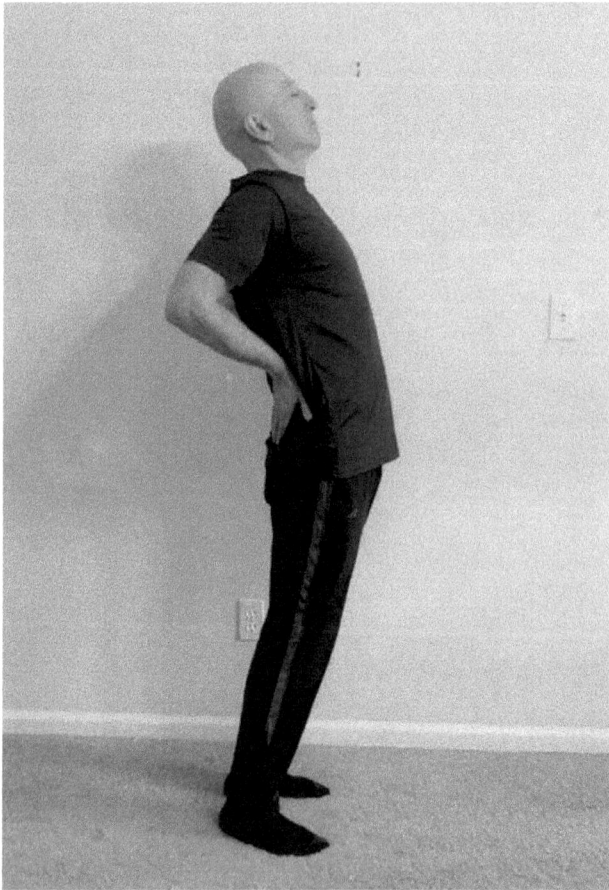

ISQUIOTIBIALES

Siéntese cómodamente en el suelo o en un banco resistente con una pierna completamente extendida hacia adelante y la otra doblada, con el pie ligeramente hacia adentro, apuntando en dirección al cuerpo. Extienda lentamente la mano hacia la pierna extendida tanto como le sea posible. Comience alcanzando la rodilla durante unos momentos y luego llegue hasta el pie. Mantenga el estiramiento durante unos 25 segundos antes de volver a una posición neutral. Repita este estiramiento con la pierna opuesta.

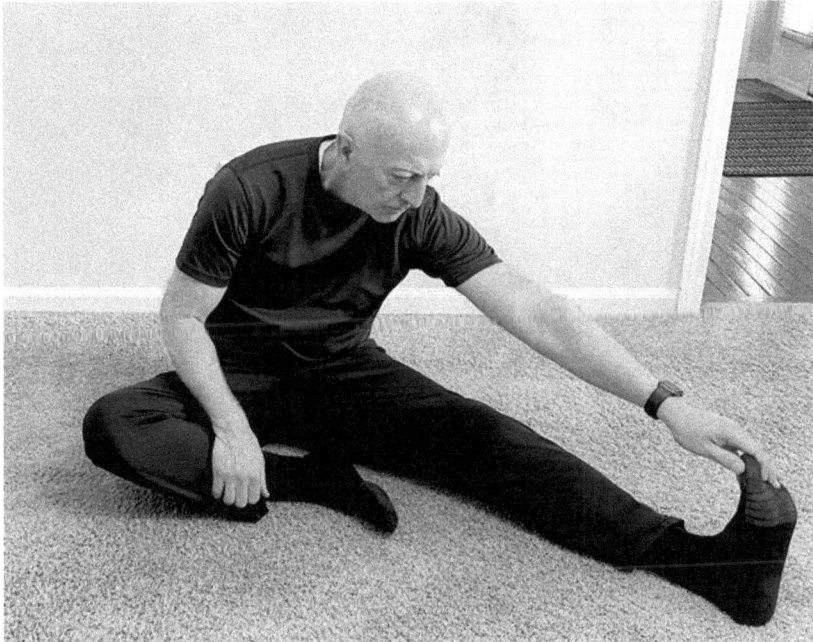

CUÁDRICEPS

Utilizando una silla para mantener el equilibrio y el apoyo, doble una rodilla y estire su mano hacia atrás para tomar el tobillo acercándolo al glúteo durante 20 segundos. Suelte suavemente el tobillo y repita el estiramiento con la pierna opuesta.

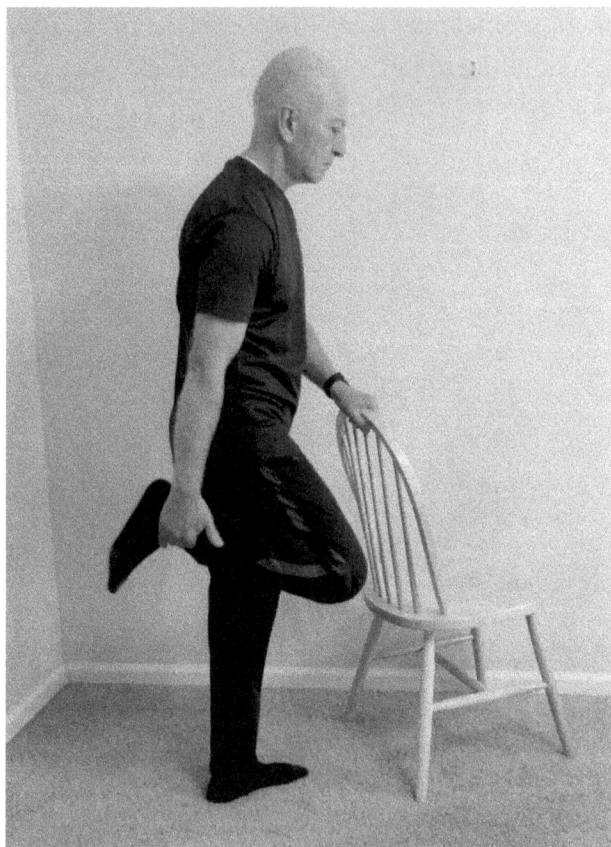

RODILLAS

Sentado, flexione la rodilla derecha hacia arriba y llévela suavemente hacia el pecho. Respire y estire la rodilla durante diez segundos, antes de volver lentamente el pie al suelo. Repita la operación con la rodilla opuesta. Si tiene dificultades, puede utilizar las manos para levantar la rodilla.

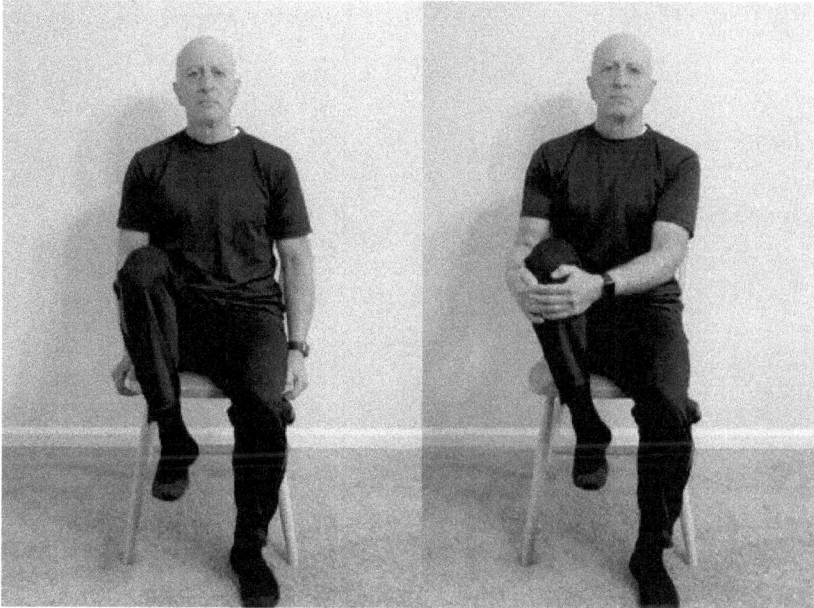

PANTORRILLAS

Utilizando una mesada o una pared como apoyo, utilice ambas manos para sostenerse mientras acerca un pie hacia la pared. Con ambos pies apoyados en el suelo, lleve las caderas hacia la pared y mantenga la posición durante 30 segundos. Repita y estire la pantorrilla opuesta.

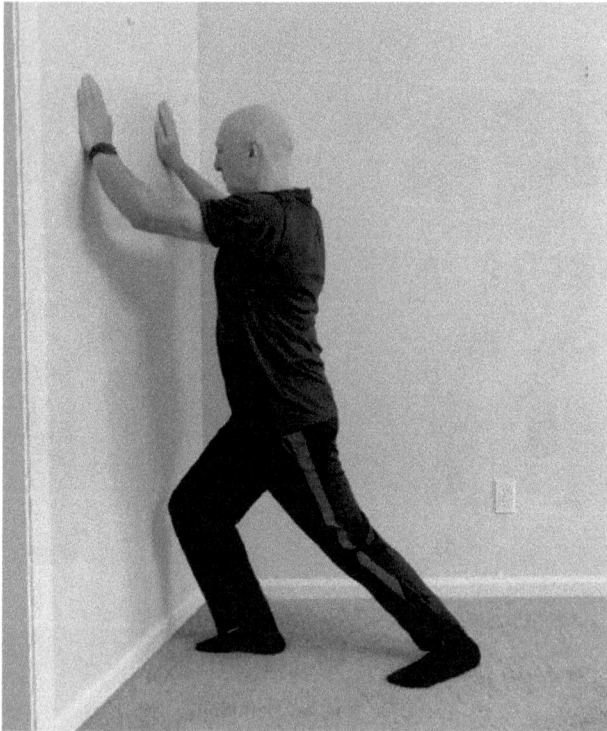

TOBILLOS

Sentado, levante una pierna y apóyela en la rodilla opuesta. Gire lentamente el tobillo de 10 a 12 veces en un sentido y repita en el sentido contrario. Haga lo mismo con cada tobillo.

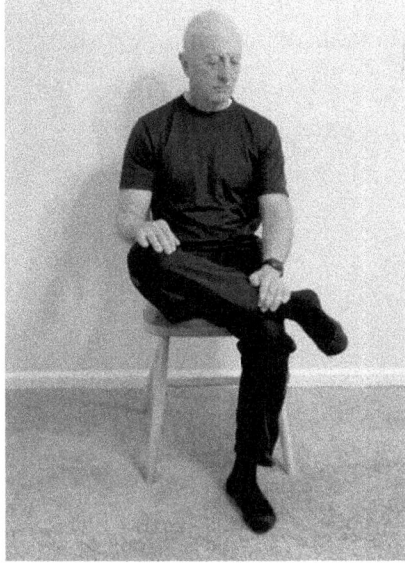

ESTIRAMIENTOS DINÁMICOS

Los estiramientos dinámicos son movimientos lentos y controlados que llevan una articulación a su límite de movilidad. Benefician al músculo al prepararlo para el movimiento, lo que se traduce en un menor riesgo de lesión durante el ejercicio. Idealmente, uno debería realizar movimientos similares a los que está a punto de hacer en el ejercicio. El principal beneficio de los estiramientos dinámicos para personas mayores es que mejoran la amplitud de movimiento de la articulación, aumentando así la movilidad.

Imagínese cómo sería no padecer más las limitaciones que suponen la rigidez de hombros o caderas. Tropezar con una alfombra o pasar por un sitio estrecho ya no le daría tanto miedo. Tener la confianza de saber que se puede agarrar fácilmente o que puede maniobrar en espacios reducidos, puede marcar la diferencia en las actividades que elegimos hacer. Los estiramientos dinámicos deben realizarse entre 10 y 15 minutos antes del ejercicio.

GIROS DE CUELLO

Sentado cómodamente en una silla y apoyando los pies en el suelo, gire lentamente la cabeza hacia un lado. Mantenga el estiramiento por unos 20 a 30 segundos antes de volver a la posición neutral mirando hacia delante. Repita este estiramiento de tres a cinco veces en cada dirección.

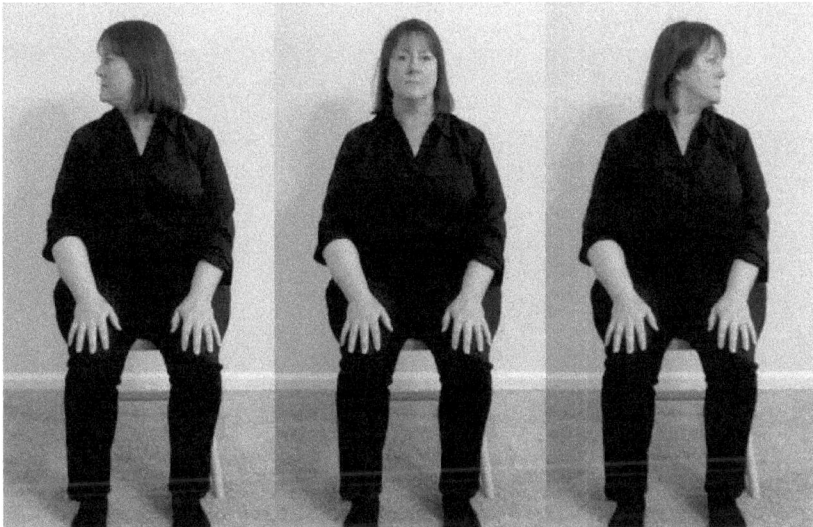

FLEXIONES DE ESPALDA SENTADO

Realice este estiramiento sentado en la parte delantera de una silla estable. Con los dos pies apoyados en el suelo y las manos apoyadas en las rodillas, flexione la parte superior de la espalda hacia atrás hasta sentir un estiramiento, pero sin dolor. Mantenga esta postura durante unos 20 segundos antes de volver a la posición vertical neutra. Repita el ejercicio de tres a cinco veces.

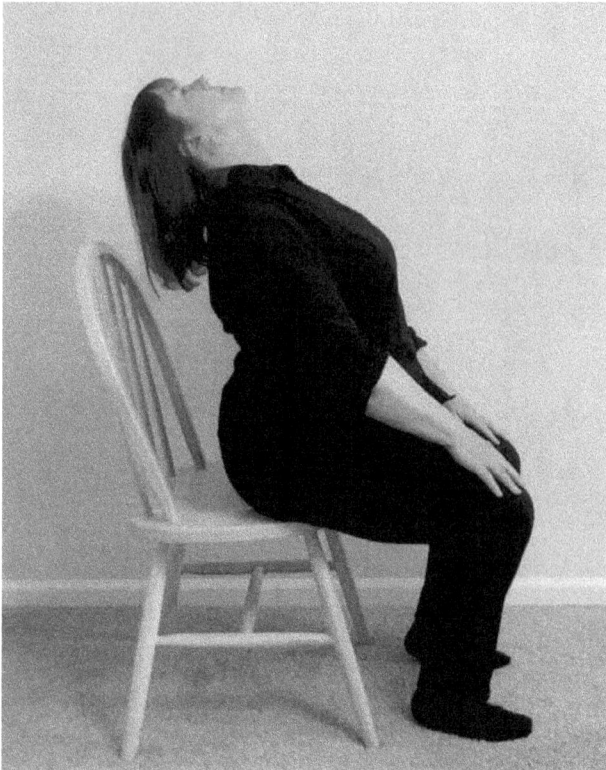

ESTIRAMIENTO SENTADO CON LOS BRAZOS ELEVADOS

Sentado en el borde de una silla estable, apoye los pies en el suelo y levante las manos hacia arriba con los dedos entrelazados. Arquéese lentamente hacia atrás y empuje el estómago hacia fuera para sentir un estiramiento en el abdomen. Mantenga la postura durante unos 20 segundos antes de bajar las manos y volver a la posición sentada neutral. Repita el estiramiento de tres a cinco veces.

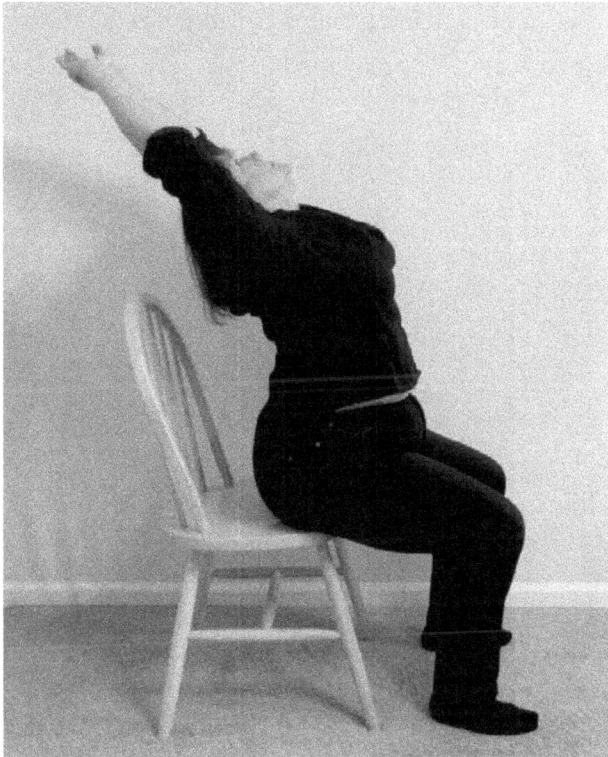

ESTIRAMIENTO LATERAL SENTADO

Comience este estiramiento sentado cómodamente en una silla en la parte delantera del asiento con los pies apoyados en el suelo. Sujete el asiento de la silla con una mano, levante la otra por encima de la cabeza e inclínese hacia el lado opuesto. Esto debería crear una sensación de estiramiento a lo largo del costado del cuerpo mientras la mano permanece levantada en el aire. Asegúrese de mantener los hombros rectos en este estiramiento para obtener el máximo beneficio. Mantenga la posición durante unos 20 segundos antes de cambiar al otro lado. Repita el estiramiento de tres a cinco veces por cada lado.

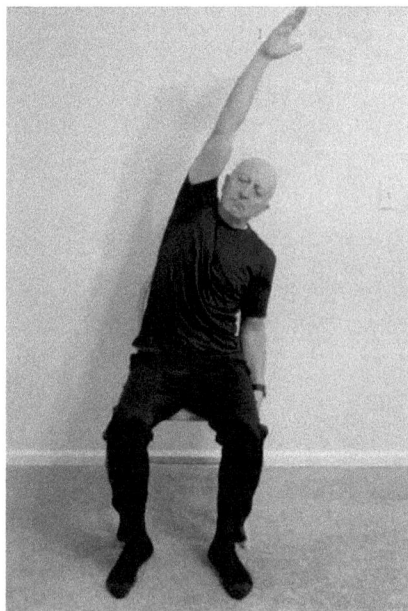

ESTIRAMIENTO DE CADERA SENTADO

Sentado en el borde de una silla en una posición cómoda y estable, levante una pierna y apoye el tobillo sobre la rodilla de la pierna opuesta. Mantenga esta posición durante unos 20 segundos para sentir un estiramiento en las caderas. Para un estiramiento adicional, incline el cuerpo hacia delante hasta sentir la elongación. Realice este estiramiento con cada pierna dos o tres veces.

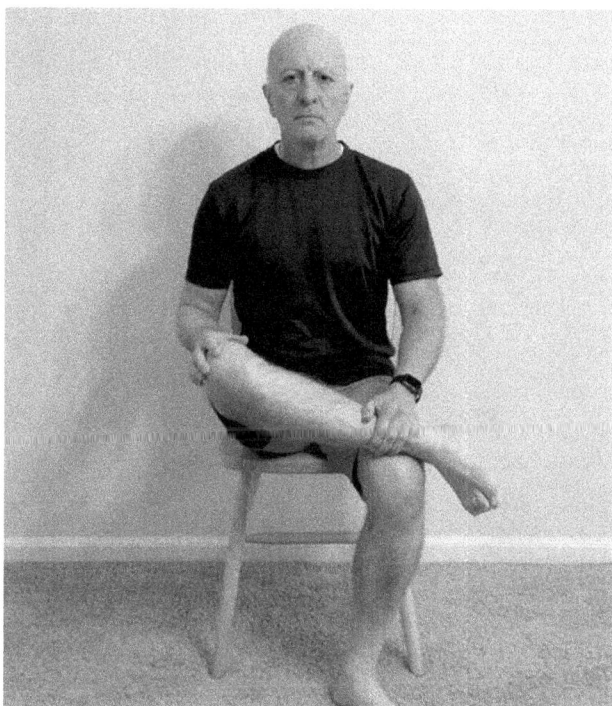

CÍRCULOS DE CADERA

Utilizando un soporte fijo, como una pared o una mesada, apóyese mientras levanta una pierna hacia el costado con la rodilla estirada. Gire la pierna en círculos lentos y controlados. Complete 20 círculos en cada dirección y repita con la pierna opuesta.

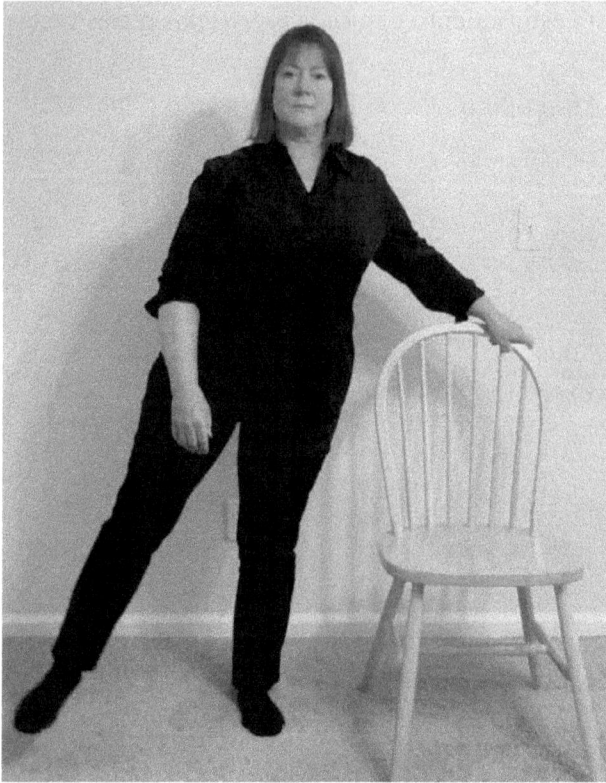

CÍRCULOS CON LOS BRAZOS

Sentado o de pie, mantenga los brazos estirados hacia los lados a la altura de los hombros. Realice 20 círculos con los brazos hacia delante y otros 20 hacia atrás. Para un estiramiento más profundo, aumente el tamaño de los círculos.

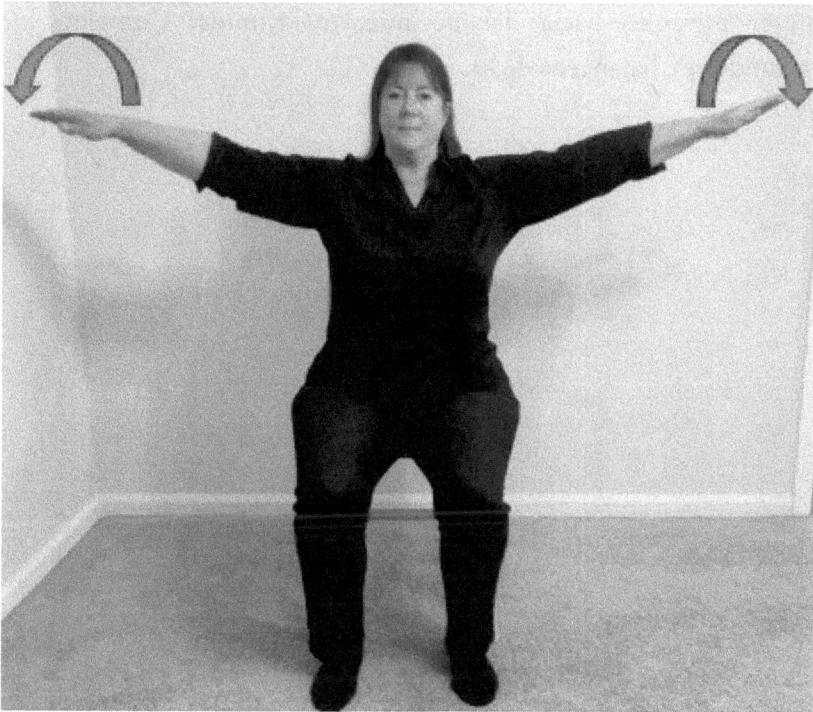

Balanceo de brazos

Colóquese de pie con ambos brazos paralelos al piso y extendidos delante del cuerpo. Comience a caminar mientras balancea los brazos a la vez hacia arriba y hacia abajo, de izquierda a derecha y de derecha a izquierda, etc., utilizando sólo los hombros para crear el movimiento de los brazos. La cabeza y el torso deben permanecer mirando hacia delante mientras camina. Complete 30 segundos de balanceos de brazos.

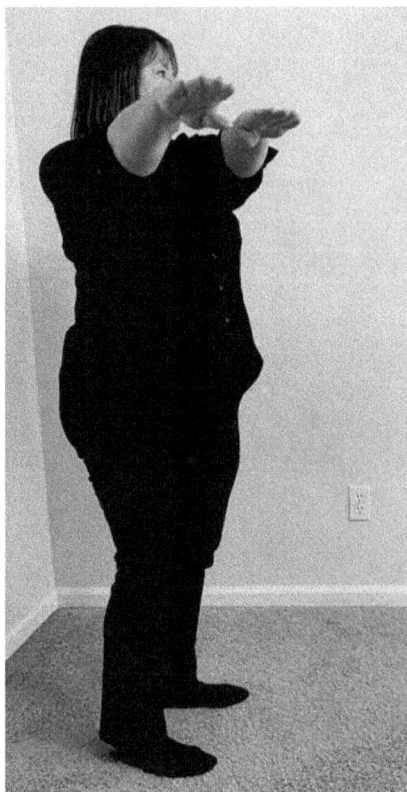

ANDAR DEL TALÓN A LA PUNTA DEL PIE

Este estiramiento ayuda a la movilidad del tobillo y a calentar la tibia y los músculos de la pantorrilla. Empiece moviendo un pie hacia delante con la punta hacia arriba, manteniendo el tobillo flexionado y la rodilla recta, luego inclínese hacia delante para sentir un estiramiento en la pantorrilla y detrás de la pierna. Desplácese hacia delante sobre la planta del pie y levante los talones de ambos pies. A continuación, alterne las piernas y repita cinco veces.

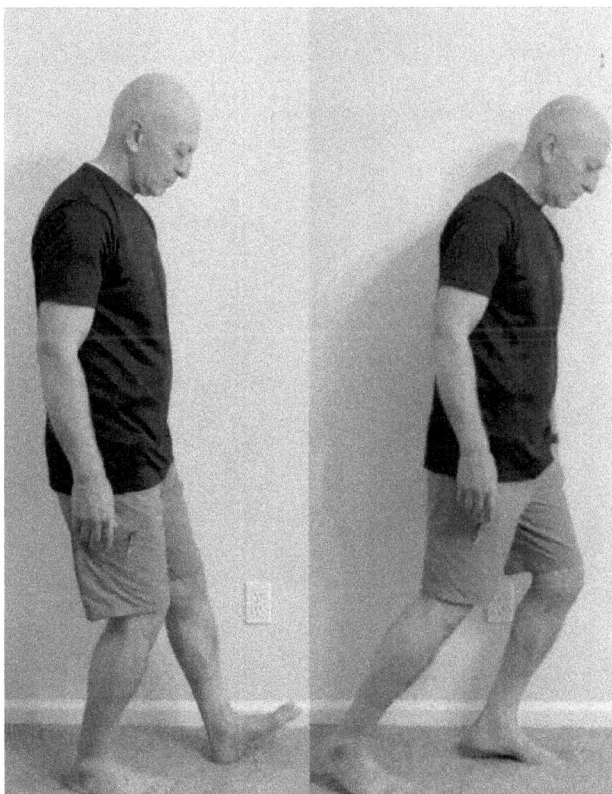

ESTOCADAS

Utilizando una pared como apoyo, comience con los pies separados a la altura de los hombros y una mano apoyada en la pared. Estire el pie derecho hacia adelante todo lo que pueda sin perder el equilibrio. A continuación, baje la rodilla izquierda hacia el suelo. Asegúrese de que la rodilla no sobrepase el tobillo de esa misma pierna y bájela sólo hasta un nivel que permita el estiramiento pero no produzca dolor. Realice este estiramiento cinco veces con cada pierna.

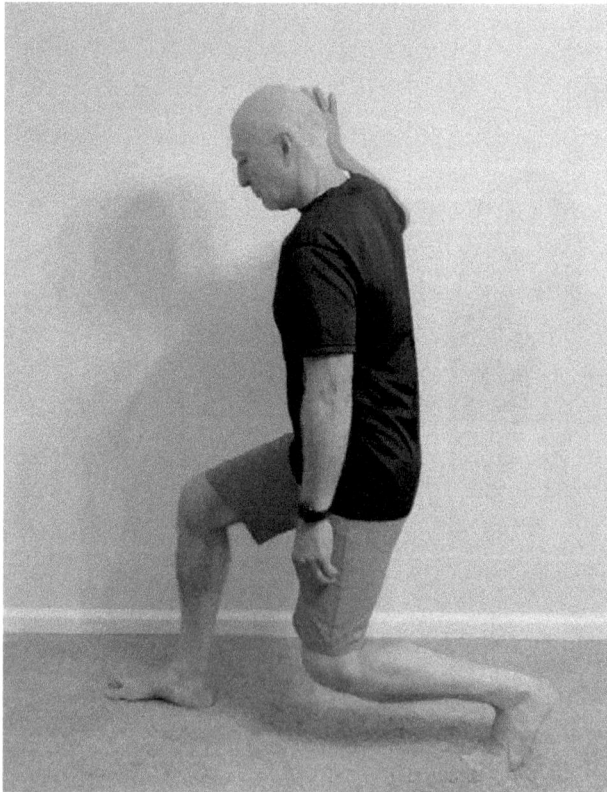

Vea los videos de estos ejercicios en
www.betterbalanceforall.com

* * *

EJEMPLO DE PLAN SEMANAL DE EJERCICIOS DE ESTIRAMIENTO

HEMOS ENUMERADO AQUÍ DÍAS DE EJERCICIOS ESTÁTICOS Y dinámicos. Usted puede alternarlos y combinarlos de acuerdo a sus preferencias.

Lunes: Ejercicios estáticos: Isquiotibiales, cuádriceps, rodillas, pantorrillas, tobillos

Lunes: Ejercicios dinámicos: Estiramiento de cadera sentado, círculos de cadera

Martes: Ejercicios estáticos: Pecho, dorsales, lumbares

Martes: Ejercicios dinámicos: Giros de cuello, flexiones de espalda sentado, estiramiento sentado con los brazos elevados, estiramiento lateral sentado

Miércoles: Ejercicios estáticos: Isquiotibiales, cuádriceps, rodillas, pantorrillas, tobillos

Miércoles: Ejercicios dinámicos: Estiramiento de cadera sentado, círculos de cadera

Jueves: Ejercicios estáticos: Pecho, dorsales, lumbares

Jueves: Ejercicios dinámicos: Giros de cuello, flexiones de espalda sentado, estiramiento sentado con los brazos elevados, estiramiento lateral sentado

Viernes: Ejercicios estáticos: Elevaciones de brazos, manos y muñecas

Viernes: Ejercicios dinámicos: Círculos y balanceos de brazos

Sábado: Ejercicios estáticos: Isquiotibiales, cuádriceps, rodillas, pantorrillas, tobillos

Sábado: Ejercicios dinámicos: Marcha de pies a cabeza, estocadas

Domingo: Ejercicios estáticos: Elevaciones de brazos, manos y muñecas

Domingo: Ejercicios dinámicos: Andar del talón a la punta del pie, estocadas, círculos de brazos, balanceo de brazos

DISCIPLINAS DE ESTIRAMIENTO

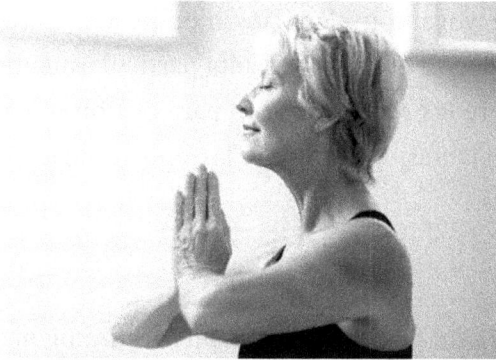

Varios deportes o disciplinas pueden practicarse a cualquier edad y ofrecen ejercicio y estiramientos de forma intrínseca. Estos inculcan nuevas destrezas al tiempo que le introducen en una comunidad de apoyo e interés común.

Yoga

El yoga es una opción habitual para las personas mayores y es maravilloso para fortalecer el cuerpo, aliviar el estrés, estirarse, mejorar el sueño y participar de una comunidad de personas comprometidas con su salud. El yoga proporciona una maravillosa liberación natural de endorfinas que pueden mejorar nuestro estado de ánimo y constituir una fuente adicional de energía a lo largo del día. Si el yoga se practica con constancia, también puede ser una forma estupenda de aumentar la densidad ósea y es lo bastante seguro como para que puedan practicarlo quienes padecen osteoporosis.

Si no se ofrecen clases de yoga donde vives, busca un video de yoga para la tercera edad en YouTube y practica un par de días a la semana e invita a tus amigos a unirse a la diversión. También hay centros comunitarios y estudios privados que pueden ofrecer clases de yoga con ejercicios modificados para adaptarlos a sus necesidades. Si el yoga le resulta particularmente agradable, infórmese sobre los retiros de yoga para personas mayores. Pueden ser muy relajantes y ofrecen la oportunidad de hacer nuevas amistades.

Pilates

Pilates es otra disciplina que implica estiramiento, fuerza muscular y respiración. El Pilates mejora la fuerza, la resistencia, la estabilidad y el equilibrio. Los movimientos pueden modificarse para que cualquiera pueda participar y obtener beneficios sustanciales. El Pilates se centra en ejercicios breves y controlados, pero también hace hincapié en técnicas de respiración que mejoran la circulación y el flujo sanguíneo.

Es probable que haya un centro de Pilates cercano al que pueda apuntarse. Suelen ofrecer clases sin cita previa, abonos mensuales y paquetes promocionales. Los centros de Pilates también suelen ofrecer cheques de obsequio, así que no olvide mencionar a sus familiares y amigos que le gustaría probarlo para su cumpleaños.

Natación

La última disciplina de estiramiento que mencionaremos aquí es la natación. La natación es la opción perfecta ya que es un deporte de bajo impacto que ejercita, elonga y fortalece suavemente los músculos. También proporciona beneficios cardiovasculares para mejorar la resistencia y la circulación. Los movimientos utilizados para nadar son lo suficientemente suaves como para evitar forzar los músculos y contribuir a una mayor flexibilidad.

El único inconveniente de la natación es que, obviamente, no puede practicarse en cualquier sitio. El primer paso para que la natación forme parte de su rutina habitual de ejercicios es identificar dónde se encuentra la piscina más conveniente para usted. Una vez resuelta esta parte del dilema, la natación se convertirá en un deporte muy versátil. A menudo se imparten clases sólo para personas mayores en gimnasios locales o centros recreativos como el YMCA local, ¡y pueden ser muy divertidas! Pero si la piscina más adecuada para nadar está en el jardín de su casa, está de suerte. Nadar unos largos o practicar determinados ejercicios acuáticos también es una forma sencilla de ejercitarse. Piense en la posibilidad de invitar a sus nietos. Ellos también se divertirán haciendo los ejercicios.

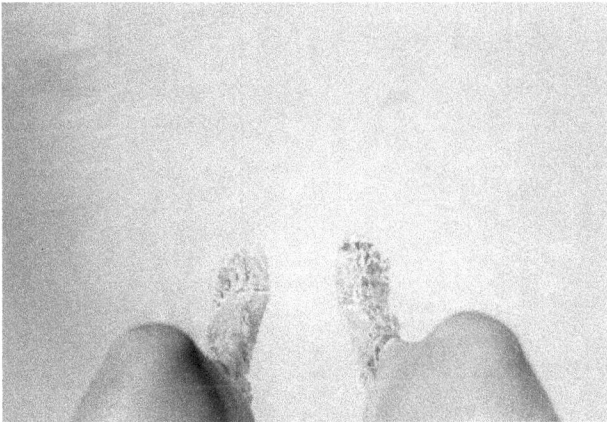

El ejercicio y los estiramientos son fundamentales para mejorar el equilibrio y la estabilidad, ya que refuerzan nuestras capacidades físicas y mejoran la confianza en las actividades cotidianas. Sin embargo, para mantener el equilibrio no basta con estar en buena forma física. También es importante tener en cuenta otros facto-

res. En el próximo capítulo, exploraremos otra faceta del mantenimiento de la estabilidad y el control.

6

MEJORAR EL EQUILIBRIO MEDIANTE EJERCICIOS VESTIBULARES Y DEL OÍDO INTERNO

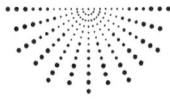

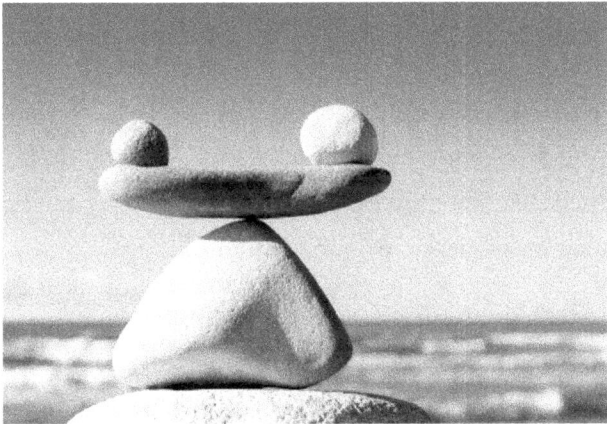

Normalmente no pensamos en el oído interno como culpable de la pérdida de nuestro equilibrio. Sin embargo, dado que el oído interno se deteriora a medida que envejecemos, a menudo contribuye a la inestabilidad y a la falta de confianza al realizar las actividades cotidianas. El oído interno puede hacernos sentir totalmente en control de nuestra estabilidad física, o puede causarnos la sensación de estar en un pequeño bote en medio de un huracán. No hay mucho que se pueda hacer contra el envejecimiento, pero sí hay mucho que podemos hacer para fortalecer el oído interno y recuperar la confianza y el control sobre nuestros pies. El objetivo de este capítulo es mostrarle todo lo que es posible.

EJERCICIOS DE EQUILIBRIO PARA EL OÍDO INTERNO

Antes de empezar la siguiente serie de ejercicios, es importante que consulte a un médico sobre los posibles síntomas de vértigo que pueda estar experimentando. El médico debería poder recomendarle los ejercicios que mejor podrían funcionarle y los que debería evitar. Creo firmemente que estos ejercicios deben realizarse bajo la supervisión de un médico calificado. Por lo tanto, a continuación se ofrece una descripción de estos ejercicios para que se haga una mejor idea de lo que implican. Sin embargo, no proporciono imágenes ni videos de estos ejercicios (aunque se pueden encontrar fácilmente en Internet), porque queremos que evite realizar estos ejercicios por su cuenta.

El oído interno contiene cristales de calcio, los cuales deben adherirse en su totalidad a las paredes del oído interno. Si un cristal se desprende de la pared, puede causar graves problemas de equilibrio y hacer que una persona sienta que está girando incluso cuando está inmóvil. Esta sensación puede ser muy molesta, pero hay varias formas de tratar este tipo de vértigo, también conocido como vértigo posicional paroxístico benigno (VPPB). Los ejercicios descritos aquí pueden ayudar a corregir el problema del oído interno, pero deben estar estrictamente respaldados por la recomendación de un médico.

La maniobra de Epley

La maniobra de Epley consiste en una serie de movimientos de cabeza diseñados para hacer que un cristal suelto se desplace de la posición que provoca los síntomas de vértigo.

Siéntese en el borde de una cama con una almohada colocada detrás de usted. Gire la cabeza en la dirección en la que siente que se origina el vértigo y recuéstese rápidamente, dejando que la espalda y los hombros descansen sobre la almohada, mientras la cabeza se inclina ligeramente hacia atrás. Mantenga la cabeza girada en esa dirección mientras se recuesta así durante 30 segundos. A continuación, gire ligeramente la cabeza en la dirección opuesta durante unos 30 segundos más. Por último, gire la cabeza nuevamente hacia la dirección opuesta, espere otros 30 segundos y vuelva a sentarse con la cabeza aún girada. Repita este proceso tres veces al día hasta que los síntomas de vértigo desaparezcan durante 24 horas.

La maniobra de Semont

La Maniobra de Semont sólo se recomienda si la Maniobra de Epley no ha corregido los síntomas de vértigo. Consulte a su médico antes de intentar la maniobra para discutir posibles limitaciones físicas y evitar lesiones.

Comience esta maniobra sentándose en el borde de una cama con la cabeza girada en dirección contraria al lugar donde parece originarse el vértigo. A continuación, recuéstese rápidamente sobre el lado opuesto del cuerpo mientras mantiene la cabeza girada. Permanezca en esta posición durante unos dos o tres minutos. A continuación, dese media vuelta y recuéstese sobre el otro lado, manteniendo la cabeza girada, y permanezca así durante

30 segundos antes de sentarse lentamente. Repita esta serie de movimientos tres veces hasta que los síntomas de vértigo se hayan aliviado durante 24 horas.

La maniobra de Foster

Aunque la Maniobra de Foster no corrige la posición de los cristales en el oído interno, puede aliviar el vértigo y mejorar el equilibrio. También se conoce como "medio salto mortal".

Comience la Maniobra de Foster arrodillándose en el suelo y sentándose sobre sus talones. Incline la cabeza hacia atrás para mirar al techo durante 30 segundos. A continuación, lleve rápidamente la barbilla hacia el pecho y curve el cuerpo por la cintura para bajar la cabeza al suelo entre las rodillas. Permanezca así durante otros 30 segundos. Ahora gire la cabeza en dirección al oído afectado y permanezca en esta posición 30 segundos más. A continuación, lleve la parte superior del cuerpo hacia arriba, con la cabeza aún girada, y apoye las manos en el suelo con la cabeza en línea con el cuerpo durante 30 segundos. Por último, vuelva a mirar hacia el techo, aún con la cabeza girada, y levántese lentamente. Se recomienda realizar varias repeticiones en un solo día para rectificar los síntomas del vértigo.

El ejercicio Brandt-Daroff

El Ejercicio Brandt-Daroff es una variación rápida y fácil de la maniobra de Foster, y debe realizarse al menos dos veces al día hasta que no queden síntomas de vértigo. Comience el ejercicio sentado en el borde de una cama. Incline la cabeza en un ángulo de 45 grados y recuéstese rápidamente hacia un lado. Cuando pase el síntoma de vértigo, siéntese lentamente y repita el ejercicio en el lado opuesto.

Rehabilitación vestibular

Existen dos tipos principales de ejercicios que se utilizan durante la rehabilitación vestibular, conocidos como **ejercicios de habituación** y **ejercicios de estabilización de la mirada**. Ambos se realizan bajo la supervisión y dirección de un médico titulado.

No intente realizar estos ejercicios en casa.

Los ejercicios de habituación consisten en provocar las acciones concretas que hacen que una persona sienta vértigo en un entorno seguro de superficies blandas. La idea es que esto condicionará al cerebro para estabilizar la sensación de vértigo mediante la creación de una tolerancia a la estimulación. Con el tiempo, la persona se adaptará rápidamente al desencadenante y dejará de sentir los síntomas del vértigo.

Los ejercicios de estabilización de la mirada implican que la persona que sufre vértigo mire detenidamente a un objeto fijo mientras gira y mueve la cabeza. El ejercicio pretende curar los daños en el oído interno mediante la estimulación visual y somatosensorial.

EL MECANISMO INTERNO DE LOS EJERCICIOS VESTIBULARES

La finalidad de los ejercicios vestibulares es volver a entrenar al cerebro para que interprete el movimiento de los ojos y la cabeza como independientes entre sí y produzca un efecto de estabilización. Con estos ejercicios, uno debe practicar los movimientos de la cabeza que le marean y crear una tolerancia a la estimulación. Esto se logra practicando movimientos similares a los que se utilizan en la vida cotidiana para desarrollar un sentido de conciencia por parte de los ojos y los músculos. El objetivo de los ejercicios es aumentar la comodidad y la confianza en los movimientos tanto a la luz del día como en la oscuridad. Ayudan a desarrollar la confianza en los movimientos para inducir movimientos espontáneos y sin esfuerzo que no provoquen pérdida de equilibrio y estabilidad.

Antes de empezar estos ejercicios, asegúrese de consultar a su médico para discutir cualquier posible limitación o modificación que deba tenerse en cuenta. Además, al principio, se recomienda contar con la presencia de una persona de apoyo que pueda intervenir y ayudar en caso necesario. Dígale lo que siente durante el ejercicio para que pueda pedir ayuda si el mareo es excesivo.

El programa de ejercicios vestibulares debe realizarse durante un periodo de 6 a 12 semanas. Puede interrumpir los ejercicios en cualquier momento si los mareos desaparecen por completo. Tenga en cuenta que si los ejercicios no se continúan mientras persiste el vértigo, los síntomas podrían empeorar. Asegúrese de que el vértigo se ha resuelto por completo continuando los ejercicios durante dos semanas completas sin síntomas. Los ejercicios siempre pueden volver a iniciarse en caso de que reaparezcan los síntomas de vértigo. Debe tenerse en cuenta que estos ejercicios están diseñados para inducir la sensación de vértigo y no deben interrumpirse a menos que la persona sea incapaz de continuar. En ese caso, debe consultarse a un médico o un profesional del cuidado de la salud.

Reentrenar el cerebro es un trabajo duro e incómodo, pero la persistencia dará sus frutos con un mayor equilibrio y confianza en sus movimientos. ¡Comencemos!

EJERCICIOS VESTIBULARES

Al igual que con otros programas de ejercicios, empezar esta nueva rutina de ejercicios puede resultar difícil al principio. Sea comprensivo consigo mismo y haga todo lo posible. Puede llevar tiempo, pero finalmente cada ejercicio debe realizarse en series de 20 repeticiones. Empiece despacio y aumente la intensidad a medida que se vaya sintiendo más cómodo. Sepa que es probable que se maree y que es importante continuar. Deténgase un momento y respire hondo si siente náuseas. Si lo necesita, cambie a otro ejercicio y vuelva al que le produjo náuseas en la siguiente sesión. Empezaremos con los ejercicios para la cabeza.

Ejercicios para la cabeza

Para el ejercicio de flexión de la cabeza, incline la cabeza hacia el techo y luego hacia el suelo, y realice este movimiento utilizando los ojos para enfocarlos adecuadamente en la dirección en que gira la cabeza. Haga esto durante diez repeticiones, descanse 30 segundos y repita otras dos series de diez.

Para el ejercicio de giro de la cabeza, comience en posición sentada. Gire la cabeza hacia la izquierda y luego hacia la derecha, mientras dirige el movimiento con los ojos enfocados en la dirección en que gira la cabeza. Imagine que está viendo rebotar una pelota de un lado a otro de la habitación. El movimiento debe hacerse lo suficientemente rápido como para marearse un poco, pero no tanto como para lesionarse el cuello. Repita el movimiento diez veces, descanse 30 segundos y complete otras dos series de diez de la misma manera.

Modifique este ejercicio a medida que le resulte más fácil para lograr hacerlo con los ojos cerrados y, eventualmente, de pie mientras realiza las flexiones y los giros de la cabeza. Cuando se incorpore en la postura de pie, comience con los pies separados aproximadamente al ancho de los hombros y acérquelos a medida que el ejercicio le vaya resultando más fácil.

Sentado

Realice cada ejercicio un total de 20 veces.

Encogimiento de hombros: Mientras está sentado, encoja los hombros hacia arriba y hacia abajo.

Giro de cabeza: Gire la cabeza hacia la izquierda y luego hacia la derecha.

Giro del torso: Gire toda la parte superior del torso y la cabeza hacia la izquierda con los ojos abiertos, y luego hágalo nuevamente con los ojos cerrados. Repita el giro del torso hacia la derecha de la misma manera.

Flexión hacia delante: Inclínese todo lo posible hacia delante, tocando el suelo si puede, y vuelva a sentarse manteniendo la mirada fija en la pared que tiene delante.

Flexión hacia delante con movimiento ocular: Repita el último movimiento, pero con la mirada en movimiento hacia el suelo y también hacia atrás.

Movimientos oculares hacia arriba y hacia abajo: Manteniendo la cabeza inmóvil, mueva los ojos hacia arriba y hacia abajo.

Movimientos oculares de lado a lado: Mueva los ojos de derecha a izquierda y viceversa.

Enfoque con el dedo: Lleve el dedo hacia la punta de la nariz y vuelva a sacarlo, manteniendo la mirada enfocada en el dedo.

De pie

Sentarse y levantarse: Comience sentado, levántese y vuelva a sentarse. Repita este ejercicio 20 veces.

Sentarse y levantarse con los ojos cerrados: Vuelva a realizar el ejercicio de sentarse y levantarse, pero con los ojos cerrados. Repítalo con los ojos cerrados, otras 20 veces.

Equilibrio de pie: Colóquese de pie mirando hacia una esquina de la habitación con un pie alineado por delante cerca del otro pie. A medida que este ejercicio le resulte más fácil, reduzca la distancia entre la punta de un pie y el talón del otro. Manténgase así durante 30 segundos. Para mayor desafío, haga este ejercicio con los ojos cerrados sin tener que apoyarse contra la pared.

Equilibrio de pie con una almohada: Nuevamente de pie en una esquina de la habitación, colóquese encima de algunas almohadas o cojines con los pies uno al lado del otro lo más juntos posible e intente evitar apoyarse en la pared para mantener el equilibrio. Mantenga la postura durante 30 segundos. Cuanto más juntos estén los pies, más difícil será este ejercicio.

Lanzamiento básico de pelota: Lance una pelota de una mano a la otra por encima del nivel de los ojos 20 veces.

Lanzamiento de pelota complejo: Lance una pelota de una mano a la otra por debajo de la rodilla 20 veces.

Equilibrio de pie con los talones: Póngase de pie con los talones de los pies juntos mientras mira al frente durante 30 segundos. Pídale a un amigo que se acerque para ayudarlo a hacer este ejercicio.

Equilibrio de pie sobre un pie: También con ayuda de otra persona, póngase de pie sobre un solo pie durante 30 segundos. Cuando este ejercicio le resulte más fácil, repítalo con los ojos cerrados.

Diversas actividades de equilibrio: Realice una serie de otras actividades que puedan comprometer su equilibrio, como estirarse, subir escaleras, inclinarse o agacharse, etc. Solicite ayuda si es necesario.

Caminando

Caminata de talón a punta: Camine de talón a punta, en línea recta, de un extremo a otro de una habitación. Intente no dejar ningún espacio entre la punta del primer pie y el talón del segundo. Camine así durante unos cinco minutos. Utilice una pared cercana, o un compañero, como apoyo si es necesario.

Caminata de talón a punta con movimiento ocular: A lo largo de una distancia de unos 6 metros, camine moviendo la cabeza y los ojos de izquierda a derecha cuando el pie derecho avance, y luego de derecha a izquierda cuando el pie izquierdo avance. Repita el recorrido de 6 metros caminando de este modo tres veces. A continuación, durante otros tres tramos, camine moviendo la cabeza y los ojos hacia arriba y hacia abajo a cada paso. Realice este ejercicio de caminar por otros tres tramos de 6 metros.

Recostándose

Comience sentado en el borde de una cama. Recuéstese balanceando las piernas y los pies hasta apoyarlos en la cama. Realícelo con un movimiento rápido y fluido y descanse en la cama durante 30 segundos, antes de sentarse y repetir la acción tres veces más.

EJERCICIOS OCULARES

Antes de comenzar con los ejercicios para los ojos, debemos tener en cuenta algunas cosas. El propósito del ejercicio es que nuestro objetivo permanezca enfocado y no se vea borroso ni parezca que se mueve cuando la cabeza no lo hace. Mueva la cabeza ligeramente, unos 45 grados a cada lado. Mueva la cabeza lo más rápidamente posible manteniendo un objeto enfocado.

Asegúrese de utilizar los anteojos adecuados cuando realice estos ejercicios. Si se marea o tiene náuseas, intente continuar con el ejercicio. Si es necesario, haga una breve pausa y respire profundamente para estabilizar nuevamente la visión. Asegúrese de descansar entre cada ejercicio y evite cualquier distracción. Poner el teléfono en silencio y trabajar en un espacio tranquilo le ayudará.

Y, para mayor seguridad, asegúrese de trabajar al alcance de una pared o de un compañero al que pueda llegar en caso de pérdida de equilibrio. Comencemos.

Fijación de la mirada: Utilizando un objeto para mantenerlo enfocado a una distancia de entre uno y tres metros, mueva la cabeza de izquierda a derecha durante 30 segundos. Manteniendo el objeto enfocado, mueva la cabeza hacia arriba y hacia abajo durante otros 30 segundos. Tenga en cuenta que un fondo estampado muy cargado puede dificultar el enfoque del objeto. Comience este ejercicio con el nivel de dificultad que le resulte más cómodo y vaya aumentando la dificultad a medida que sea capaz. Puede empezar por sentarse en una silla y luego ponerse de pie con los pies más separados. Con el tiempo, podría acercar los pies e intentar marchar en el mismo sitio manteniendo la concentración y el equilibrio.

Seguimiento sutil: Manteniendo un objeto enfocado, muévalo de un lado a otro mientras lo sigue con los ojos y mantiene la cabeza inmóvil. Proceda durante 30 segundos y descanse. Trabaje para realizar este ejercicio de pie un total de 20 veces.

Seguimiento variable: Mientras sujeta un objeto para mantenerlo enfocado, mueva el objeto junto con la cabeza y los ojos en un movimiento ascendente y descendente durante 30 segundos. Comience sentado y vaya aumentando la dificultad hasta llegar a la posición de pie.

Seguimiento opuesto: Sostenga un objeto delante de usted y manténgalo enfocado mientras lo mueve hacia arriba y hacia abajo, y luego hacia la izquierda y a la derecha. Mueva la cabeza en la dirección opuesta al objeto pero sin perder la concentración. Este ejercicio puede realizarse sentado y, eventualmente, de pie para aumentar la dificultad.

Ejercicio Romberg

Colóquese de pie con los pies lo más juntos posible y los brazos a los lados. Asegúrese de solicitar la ayuda de una persona de apoyo o colóquese cerca de elementos estabilizadores, como una silla o una pared, por si pierde el equilibrio. Mantenga esta postura mientras mira hacia delante durante unos 30 segundos.

Balanceo de pie

El balanceo de pie debe realizarse dos veces al día durante unos 30 segundos cada vez. Al principio, realice este ejercicio mirando hacia el frente y vaya aumentando la intensidad hasta hacerlo con los ojos cerrados. Asegúrese de tener cerca una silla a la que agarrarse si se marea. Con los pies separados a la altura de los hombros, comience desplazando el peso del cuerpo de la derecha hacia la izquierda y viceversa. Balancee el cuerpo lentamente y mantenga los pies firmemente plantados en el suelo. Repita este movimiento 30 veces hacia cada lado. A continuación, balancee el cuerpo hacia delante y hacia atrás manteniendo los pies en el suelo. Desplace el peso hacia los dedos de los pies sin levantar los talones del suelo. A continuación, vuelva a apoyar el peso en los talones. Realice también el balanceo de pie hacia delante y hacia atrás 30 veces.

Marcha en el lugar

De pie cerca de una esquina de la habitación, realice una marcha en el lugar levantando las rodillas en el aire de 20 a 30 veces. Utilice la pared para equilibrarse si pierde el equilibrio. Intente repetir este ejercicio tres veces al día y procure realizarlo con los ojos cerrados.

Giro en el sitio

Con una silla o una pared cerca a la que sujetarse en caso necesario, gire el cuerpo en medio círculo. Intente girar rápidamente hacia la derecha, haga una pausa de diez segundos y, a continuación, gire rápidamente hacia la izquierda. Concéntrese en practicar el giro en la dirección que más le maree. Realice cinco giros tres veces al día.

Nota final: El deterioro del oído interno es un efecto del paso del tiempo que no podemos evitar por completo, pero sí podemos remediar sus síntomas realizando estos ejercicios. Se recomienda que cualquier afección que pudiera estar contribuyendo a provocar inestabilidad sea investigada a fondo por un médico. Y, aunque el oído interno pueda estar dándole problemas, no olvide practicar también ejercicio físico. Los ejercicios que se mencionan en este capítulo pueden realizarse conjuntamente con los de los capítulos anteriores para obtener un programa de ejercicio físico completo que, con toda seguridad, le devolverá la estabilidad y el control en sólo 28 días.

Para continuar por el camino de descubrir las causas del miedo a caerse, el siguiente capítulo abordará otra dolencia común del envejecimiento, la artritis.

La artritis puede hacer que la práctica de ejercicios parezca imposible. Sin embargo, no sólo es posible, sino que es necesaria, independientemente de la edad. La rutina de ejercicios puede modificarse para satisfacer las necesidades de quienes experimenten dolor y molestias, sin dejar de ofrecer beneficios de fortalecimiento muscular. Siga leyendo el siguiente capítulo para conocer los ejercicios modificados, adaptados para evitar el dolor artrítico.

7

EJERCICIOS SEGUROS PARA HACER SI PADECE ARTRITIS

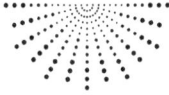

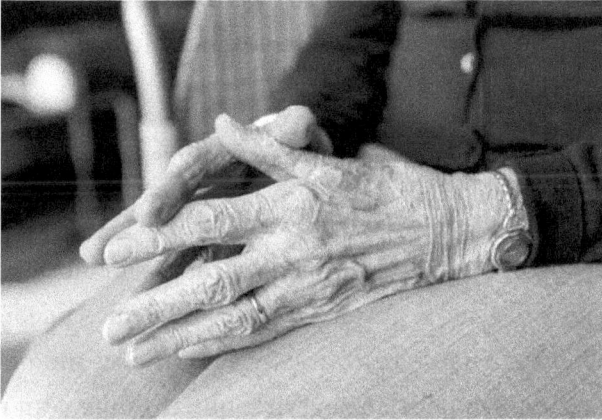

El dolor de la artritis no tiene por qué impedirle hacer ejercicio para recuperar el sentido del equilibrio y el control. Existe la idea errónea de que el ejercicio inflamará la artritis y, por lo tanto, debe evitarse. Afortunadamente, existe una gran variedad de ejercicios que se pueden hacer aunque se padezca artritis. Pueden realizarse con la seguridad de que el equilibrio mejorará sin ningún dolor innecesario. No hay necesidad de evitar hacer ejercicio y adquirir la estabilidad y el control que todo el mundo se merece. Siga los ejercicios descritos aquí para mejorar el equilibrio y mantener controlado el dolor artrítico.

La artritis debería considerarse otra razón para mejorar el equilibrio y la estabilidad, ya que el dolor artrítico puede alterar nuestra forma de movernos. Caminar puede resultar difícil debido al dolor artrítico, aumenta el riesgo de las caídas y las lesiones debilitan los músculos. Es un círculo vicioso, y la única forma de romperlo es trabajando para fortalecer los músculos y evitar las lesiones mejorando la estabilidad. El Tai Chi, los ejercicios en la piscina, los ejercicios de equilibrio, caminar, el entrenamiento con pesas, el yoga y los estiramientos, son ejercicios de bajo impacto que contribuyen a mejorar la fuerza, la agilidad y la resistencia, lo que a su vez favorecerá el equilibrio y la estabilidad.

Hay que tener en cuenta algunas cosas antes de empezar a hacer ejercicio si se tiene artritis.

En primer lugar, consulte a su médico sobre su enfermedad y los posibles ejercicios que le gustaría probar. El médico puede aconsejarle la mejor manera de realizarlos y sugerirle las modificaciones necesarias. También podrían sugerirle que consulte a un fisioterapeuta sobre los ejercicios. Buscar asesoramiento profesional aumentará su confianza a la hora de iniciar un nuevo programa de ejercicios.

Además, no olvide calentar antes de empezar los ejercicios para evitar tirones musculares u otras lesiones. Compruebe el equipo que va a utilizar para asegurarse de que funcione correctamente. Asegúrese de que haya suficiente espacio libre de peligros de tropiezo. Utilice ropa adecuada que le permita libertad de movimientos. Comience con un compañero o asistente que pueda ayudarle a guiar los movimientos.

Por último, asegúrese de parar inmediatamente si siente dolor y consulte a un médico. Las nuevas rutinas de ejercicio pueden resultar incómodas, pero nunca deben ser dolorosas.

EJERCICIOS

Tai Chi

El Tai Chi se desarrolló en China como un arte marcial que consiste en movimientos lentos y fluidos. El Tai Chi se centra en el equilibrio y el control, por lo que es perfecto como ejercicio de prevención de caídas. Reduce la debilidad de los músculos y el dolor en las articulaciones. También mejora la flexibilidad. Los movimientos de bajo impacto son lo bastante suaves como para que pueda realizarlos cualquier persona con cualquier tipo de artritis sin provocar un brote de dolor. Aunque a menudo se ofrece en centros privados con clases particulares, aquí le ofrecemos una rutina semanal completa que puede realizar por su cuenta o con un amigo. Consulte el capítulo ocho para obtener información detallada sobre movimientos específicos de Tai Chi y sus beneficios.

Ejercicios en la piscina

Los ejercicios en la piscina aprovechan la resistencia del agua para ejercitar los músculos sin dolor ni riesgo de caídas. Una piscina de agua templada puede aliviar dolores y molestias a la vez que proporciona una atmósfera segura para ejercicios de pérdida de peso, estabilidad y mejora de la resistencia. Las clases de ejercicios en el agua son una forma estupenda de empezar y seguir un nuevo programa de ejercicios. Proporcionan orientación, apoyo y una maravillosa salida social que le levantará el ánimo.

Asegúrese de informar a los instructores de las clases de cualquier modificación artrítica que le haya recomendado su médico antes de empezar.

Ejercicios de equilibrio

Algunos de los ejercicios ya descritos en este libro son magníficos para mejorar el equilibrio si tiene artritis. Mantenerse en equilibrio sobre un pie, caminar de talón a punta, las elevaciones de piernas y los ejercicios de cadera mejoran la fuerza y la estabilidad de las articulaciones sin causar impactos innecesarios y dolorosos. La práctica de estas suaves técnicas de equilibrio dará lugar a un aumento de la confianza y el control. Asegúrese de utilizar una silla, una pared o contar con la ayuda de un compañero hasta que adquiera más estabilidad y seguridad.

Caminar

Caminar es un ejercicio perfecto para cualquier persona, con o sin artritis. Es de bajo impacto, no requiere gimnasio ni equipo de entrenamiento y tiene un amplio espectro de beneficios.

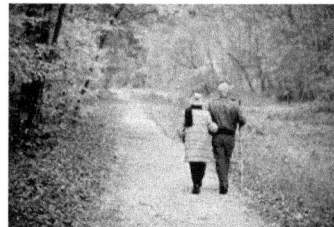

Caminar mejora la salud cardiovascular, la circulación del flujo sanguíneo y el oxígeno a los músculos y las articulaciones, aumenta la capacidad pulmonar, reduce la inestabilidad, fortalece los músculos y libera endorfinas para una maravillosa elevación del estado de ánimo. Caminar también puede mejorar los patrones de sueño y es un ejercicio muy suave para las articulaciones.

Se recomienda empezar despacio y caminar con un compañero. Caminar con un compañero es una medida de seguridad, pero también una forma estupenda de reforzar los lazos de una relación.

ENTRENAMIENTO DE FUERZA

El entrenamiento de fuerza no es sólo para los jóvenes y los que están en forma. Es una forma ideal de aumentar la masa muscular, lo que combate directamente la sarcopenia (o pérdida de masa muscular) que se produce con la edad. La clave está en empezar poco a poco con pesas pequeñas e ir incrementando el peso a medida que nos hacemos más fuertes. Se puede utilizar una lata de sopa de ocho o diez onzas antes de pasar a un peso de una libra si es necesario. Es importante centrarse en la parte superior e inferior del cuerpo al entrenar la fuerza, y buscar la ayuda de un compañero o amigo al empezar. La pérdida de masa muscular puede provocar fragilidad y artrosis, por lo que fortalecer los músculos contrarrestará estos efectos.

Yoga

El yoga consiste en una serie suave de estiramientos y posturas de equilibrio que aumentan la circulación y la flexibilidad. Aporta más oxígeno a las articulaciones y disminuye la hinchazón y el dolor, por lo que es una excelente opción de ejercicio para las personas con artritis. Lo mejor es realizarlo con un instructor e informarle de la afección artrítica. Se pueden incorporar varias modificaciones para mejorar la calidad de los beneficios de practicar yoga con regularidad.

Estiramientos

El estiramiento dinámico mejora el flujo sanguíneo hacia los músculos, lubrica las articulaciones y calienta los músculos para aumentar la flexibilidad. Prepara el cuerpo para el movimiento y disminuye la posibilidad de tirones musculares o caídas. En este libro se describen varios estiramientos que pueden realizarse para aliviar el dolor articular en caso de artritis. Los giros de hombros, tobillos y muñecas, los balanceos de brazos y los estiramientos de pantorrillas e isquiotibiales pueden contribuir a reducir el dolor y aumentar la estabilidad.

* * *

EJEMPLO DE PLAN DE EJERCICIOS SEGURO PARA LA ARTRITIS

Lunes: Tai Chi, ejercicios de equilibrio

Martes: Ejercicios en la piscina, caminar

Miércoles: Ejercicios de fuerza, caminar

Jueves: Yoga, ejercicios de equilibrio

Viernes: Estiramientos

Sábado Tai Chi, ejercicios de equilibrio

Domingo: Estiramientos

EJERCICIOS SEGUROS PARA LA ARTRITIS DE MANOS O MUÑECAS

Cerrar el puño: Cierre la mano en un puño lo mejor que pueda y manténgala así durante diez segundos. No pasa nada si la mano no puede cerrarse completamente al principio o si sólo puede cerrarse durante unos segundos. La práctica aumentará la flexibilidad en la mano y ayudará a aliviar la tensión. Repita este ejercicio diez veces al día.

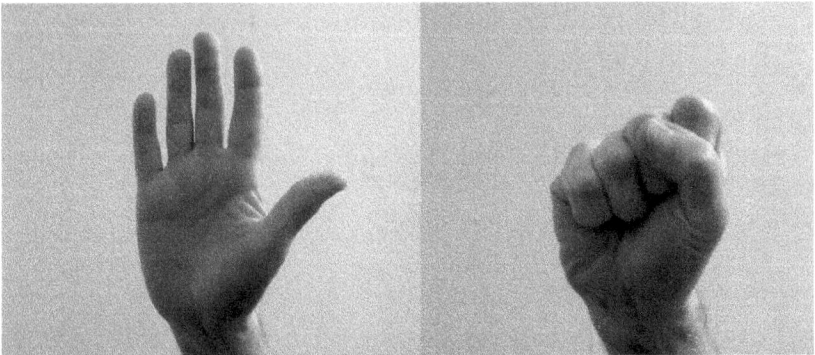

FLEXIONES DE MUÑECA: CON EL CODO DERECHO APOYADO EN UNA mesa o almohada, tome la mano izquierda y tire lentamente hacia atrás de la mano derecha para dar a la muñeca un suave estiramiento. A continuación, baje la mano derecha y empújela un poco más con la mano izquierda. Mantenga la posición durante 30 segundos. Tenga en cuenta que este estiramiento no debe hacerse con tanta fuerza como para causar dolor, y no pasa nada si la mano no se dobla mucho al principio. Cambie de mano y repita el ejercicio. Repita este ejercicio dos veces al día. La práctica regular reducirá la rigidez y el dolor en las muñecas.

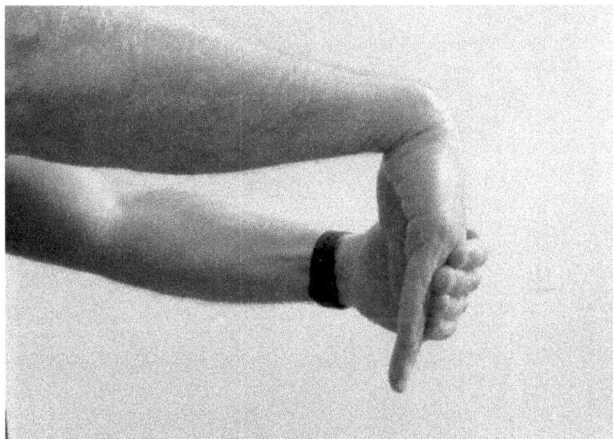

FORMAR UNA "O": INTENTE FORMAR UNA "O" CON LA MANO acercando los dedos hacia el pulgar. Mantenga la "O" durante 30 segundos y repita el ejercicio con la otra mano. Realice este ejercicio cinco veces al día. Puede resultar muy difícil al principio, pero debería resultarle más fácil con el tiempo y la práctica. Le ayudará a aflojar las manos, estirándolas un poco y oxigenando los músculos y las articulaciones.

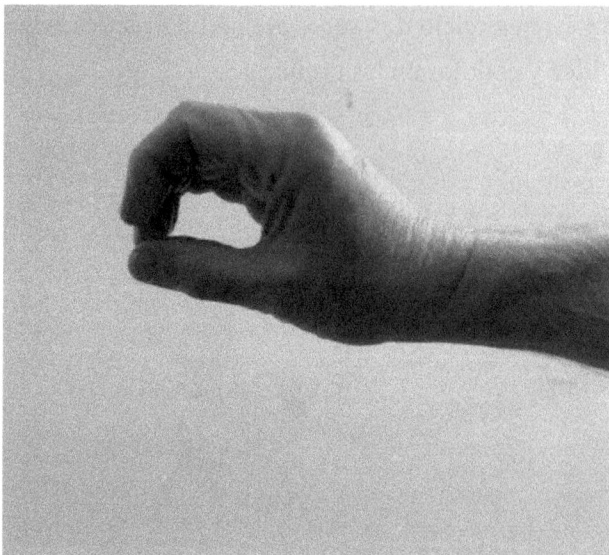

EJERCICIOS PARA LA ARTRITIS DE CADERAS O RODILLAS

Estiramiento sentado: Colóquese en posición sentada con las piernas y los pies apoyados y estirados hacia delante. Puede utilizar el suelo o una cama para realizar este ejercicio. Inclínese y estírese hacia delante como si quisiera tocar los dedos de los pies. Asegúrese de moverse lenta y suavemente para recibir todos los beneficios del estiramiento en las caderas y las piernas. Mantenga esta postura durante 30 segundos. Con la práctica, las caderas se volverán más flexibles y estables.

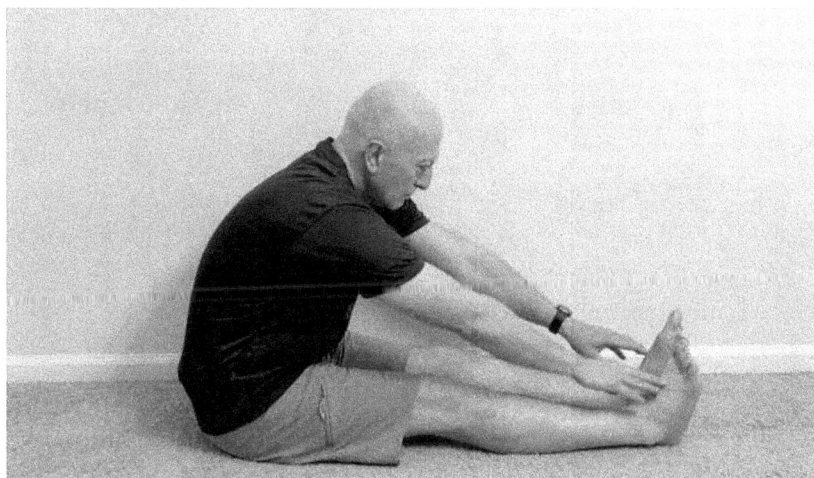

SUBIR ESCALONES - ACÉRQUESE A UNAS ESCALERAS Y SUJÉTESE AL pasamanos para apoyarse y mantener el equilibrio. Suba el primer escalón lentamente y de manera controlada, y luego bájelo. La ligera flexión de la rodilla puede ayudar a liberar la tensión y el dolor causados por la artritis. Repítalo varias veces al día alternando las piernas.

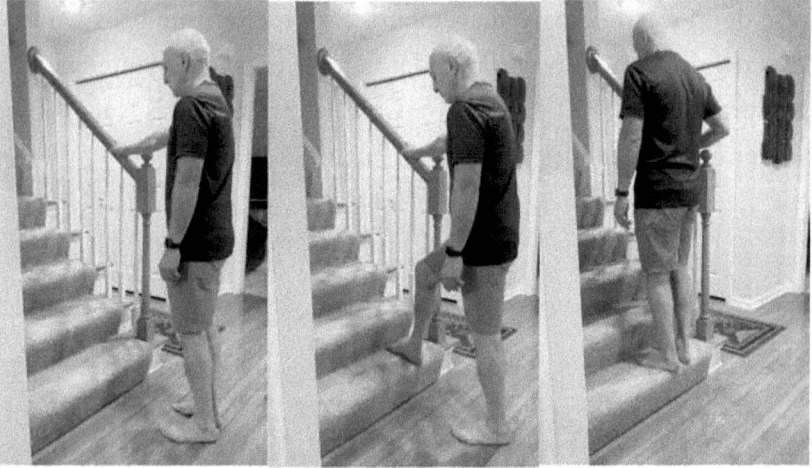

EJERCICIOS PARA LA ARTRITIS EN LOS TOBILLOS O LOS PIES

Círculos con los tobillos: Utilice una silla o un compañero como apoyo mientras levanta el pie y lo gira en el sentido de las agujas del reloj cinco veces. A continuación, realice otros cinco círculos en el sentido contrario a las agujas del reloj. Estirar el tobillo alivia la tensión de las articulaciones y disminuye el dolor. Además, al reducir el dolor y la rigidez, también mejora el equilibrio.

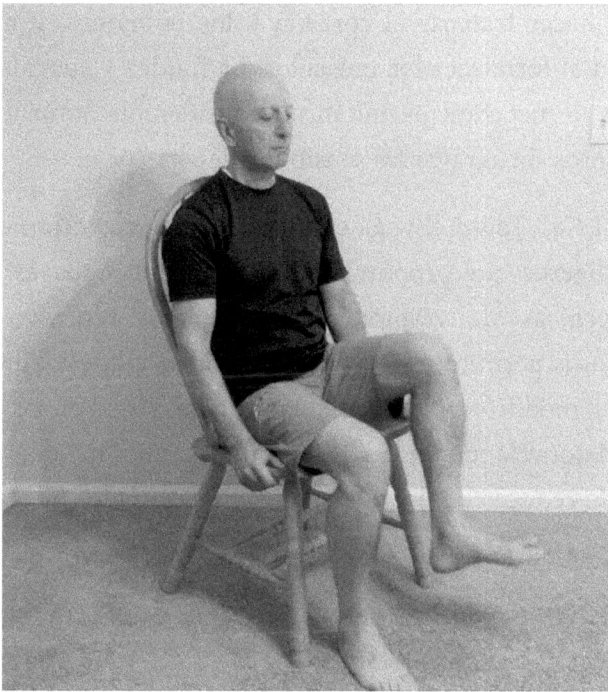

Vea los videos de los ejercicios en
www.betterbalanceforall.com

* * *

EJERCICIOS PARA LA ARTRITIS EN MÚLTIPLES ÁREAS

Natación: Nadar o apuntarse a una clase de aerobic acuático es ideal para las personas que padecen artritis en múltiples zonas del cuerpo. El agua alivia el estrés físico y mental, aumenta la resistencia al hacer trabajar el corazón y los pulmones, y mejora la movilidad al fortalecer los músculos. La fluidez y suavidad de los ejercicios de natación permiten un considerable aumento de los movimientos sin agravar las sensibilidades artríticas.

Yoga o Tai Chi: Tanto el yoga como el Tai chi se centran en movimientos ligeros que proporcionan estiramientos suaves e incorporan técnicas de respiración. El control reflexivo de los movimientos permite mejorar la flexibilidad y la estabilidad, a la vez que se modifican para aumentar la flexibilidad en las articulaciones. Mejorar la movilidad de las articulaciones mediante el yoga y el Tai chi reduce el dolor y la inflamación causados por la artritis.

EJERCICIOS PARA PERSONAS CON MOVILIDAD LIMITADA

La movilidad limitada puede reducir la confianza de una persona y desanimarla a hacer ejercicio. Sin embargo, esto no tiene por qué ser así. Realizar ejercicios diseñados para tener en cuenta la movilidad limitada puede aumentar la capacidad de movimiento y la confianza general. Es importante considerar qué tipos de ejercicio son los mejores para una persona con movilidad limitada y centrarse en aquellos que se adapten a sus necesidades físicas. Estos ejercicios aumentarán los niveles de energía, mejorarán el estado de ánimo, favorecerán la circulación y mantendrán la flexibilidad de los músculos y las articulaciones.

Ejercicios cardiovasculares: Estos ejercicios harán trabajar el corazón para mejorar la eficacia de cada latido. El aeróbic acuático es especialmente beneficioso para las personas con movilidad limitada, ya que también reduce el dolor y la rigidez de las articulaciones. La danza es otro ejercicio cardiovascular que puede realizarse incluso si se está confinado en una silla.

Ejercicios de entrenamiento de fuerza: Levantar pesas y desarrollar la musculatura de la parte superior del cuerpo es posible desde una silla y proporciona una serie de beneficios físicos. Si la movilidad de la parte superior del cuerpo es limitada, es mejor centrar el entrenamiento de fuerza en las piernas y las caderas. En cualquier caso, fortalecer todos los músculos posibles se traducirá en una mayor calidad de vida y un mejor equilibrio.

Ejercicios de flexibilidad: Los estiramientos y otros ejercicios de flexibilidad son importantes, sobre todo si la movilidad es limitada. Estos ejercicios aumentan el flujo sanguíneo y evitan que los músculos se deterioren aún más. También alivian el dolor y aumentan la movilidad de las articulaciones.

Aunque hasta ahora hemos hablado sobre todo de los métodos de ejercicio tradicionales, el próximo capítulo profundizará en los movimientos del Tai chi como una vía para recuperar la vitalidad y el equilibrio. Exploraremos los orígenes del Tai chi, cómo realizar los movimientos y por qué el Tai chi es especialmente beneficioso para las personas mayores. Hacer del Tai chi una práctica regular le proporcionará una enorme cantidad de beneficios físicos, pero también nutrirá su mente y su estado mental.

Continúe en el capítulo ocho para descubrir cómo el Tai chi puede mejorar su calidad de vida en general, su confianza y su estabilidad.

8

EJECUCIÓN DE MOVIMIENTOS DE TAI CHI

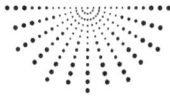

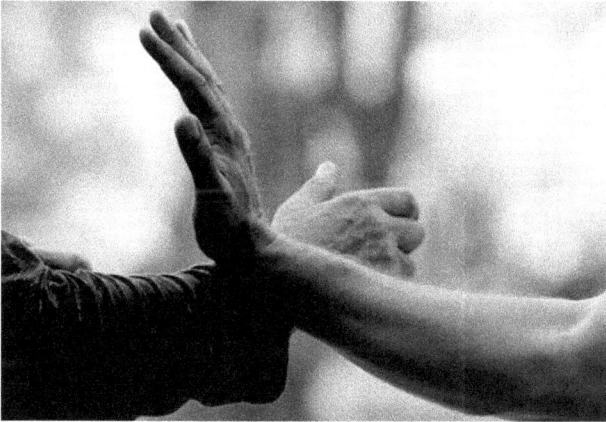

E l antiguo arte marcial chino, Tai Chi, ayuda a las personas mayores a recuperar la fuerza y mejora su equilibrio mediante una serie de elegantes movimientos. Cada sesión aporta profundos elementos de alivio del estrés y relajación. En este capítulo se explican detalladamente todos los beneficios del Tai Chi para las personas mayores y se describen algunos movimientos de Tai Chi fáciles de seguir.

TAI CHI PARA MEJORAR EL EQUILIBRIO

El instructor de Tai Chi, Stanwood Chang, del Instituto Benson-Henry de Medicina Mente-Cuerpo, declaró: "En sólo doce semanas, he visto a personas mejorar su equilibrio y estabilidad y caminar más rápido y más lejos."

Los movimientos fluidos entrenan al cuerpo a respirar más profunda y lentamente para reducir la ansiedad de la mente. Una postura fluye hacia la siguiente en un movimiento grácil y controlado. Mientras el peso y las extremidades cambian de posición lentamente, los músculos y las articulaciones compensan y se activan en consecuencia. El resultado es lo que parece una danza elegante. Los movimientos de Tai Chi requieren práctica y esfuerzo. La práctica del Tai Chi fortalece el cuerpo, flexibiliza las articulaciones, controla la respiración, calma la mente, reduce la tensión arterial, disminuye la liberación de cortisol (la hormona del estrés) y produce un efecto general de relajación.

Las mejoras en el equilibrio proceden de los movimientos específicos que se realizan para mantenerse erguido durante una sesión de Tai Chi. La transición de una postura a otra requiere que los músculos se elonguen, se activen y compensen el cambio de peso. Se necesita una mayor conciencia para mantener el equilibrio en las posturas de Tai Chi. Moverse con fluidez entre ellas entrena la mente para detectar obstáculos, ser consciente de lo que nos rodea y conocer las capacidades de nuestro cuerpo. Cuando nos familiarizamos con nuestro cuerpo y con la forma de moverlo para mantener el equilibrio, podemos superar nuevos niveles de dificultad con un riesgo significativamente menor de caídas y una mayor sensación de confianza. Ser consciente de cada movimiento en la práctica entrenará la mente para ser más consciente en los movimientos cotidianos. Los movimientos lentos, seguros y decididos son la clave para mejorar el equilibrio.

Para las personas mayores, el Tai Chi es especialmente beneficioso porque contribuye a mucho más que a mejorar el equilibrio. Al tener un mayor sentido de la conciencia en el cuerpo, es más fácil predecir qué movimientos podrían inflamar una articulación o recuperar una lesión. Si un movimiento resulta doloroso de hacer, se detecta antes y se puede modificar para compensar directamente la zona del cuerpo con problemas. El Tai Chi también mejora la cognición, lo que se traduce en una recuperación más eficaz de la memoria.

El Tai Chi mejora la fuerza, la estabilidad, la flexibilidad y la sensación de control, y contribuye directamente a reducir significativamente el miedo a las caídas. Este arte marcial tiene la ventaja añadida para las personas mayores de aliviar el dolor de la artritis. Los movimientos lentos y fluidos ayudan a fortalecer las articulaciones y aportan más oxígeno a los tejidos. El Tai Chi es uno de los ejercicios preferidos por las personas que padecen artritis por todas estas razones, pero además de los beneficios mencionados, la suavidad del Tai Chi hace que los ejercicios no provoquen reagudizaciones artríticas.

Se recomienda consultar a un médico antes de iniciar una rutina de Tai Chi para asegurarse de que se tengan en cuenta todas las afecciones y se puedan aplicar las modificaciones adecuadas.

Además, si en algún momento experimenta mareos o vértigos, deténgase y siéntese inmediatamente hasta que desaparezcan los síntomas.

Como siempre, si experimenta dolor o episodios de mareo, consulte a su médico de inmediato.

CÓMO PRACTICAR TAI CHI

Calentamiento

Calentamiento de piernas: Este calentamiento puede realizarse utilizando una silla para mantener el equilibrio, con las manos apoyadas en las caderas o con los brazos cómodamente extendidos a los lados. Comience adoptando una postura de pies ligeramente más ancha que los hombros y desplace aproximadamente el 70% del peso del cuerpo hacia una pierna, manteniendo ambos pies apoyados. Desplace lentamente el peso a la otra pierna y viceversa durante al menos tres repeticiones.

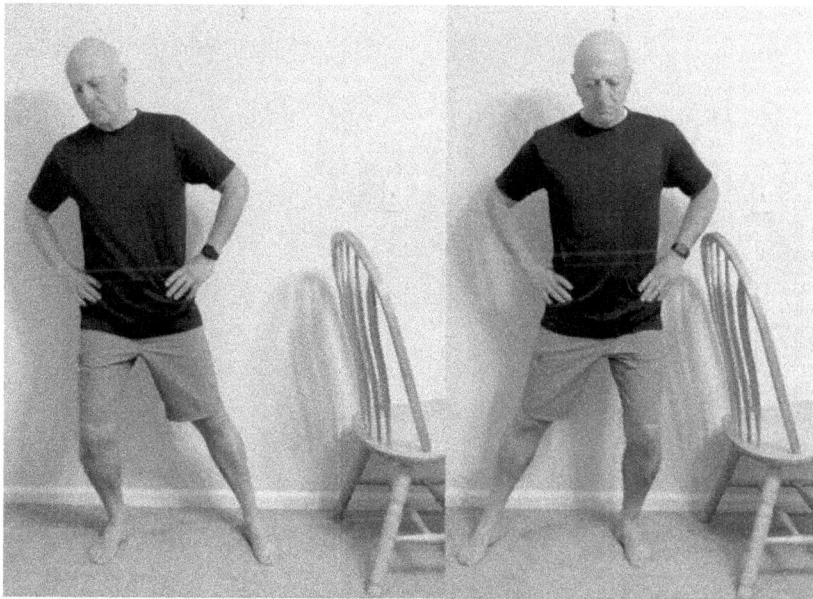

Giro del torso: AL TERMINAR EL CALENTAMIENTO DE PIERNAS, coloque las manos en la cintura y gire la parte superior del cuerpo manteniendo las caderas rectas e inmóviles. Respire profundamente y estire la columna vertebral. Gire el torso un poco más al exhalar, concentrándose en la columna vertebral. Las rodillas deben estar ligeramente flexionadas y por encima de los tobillos. Con el giro más profundo, las caderas pueden girar ligeramente, pero el giro debe permanecer principalmente en la columna vertebral. Mantener la conciencia de dónde se centra el giro implicará de forma natural a los músculos centrales y mejorará la estabilidad. Respire lenta y profundamente para entrar y salir de la rotación al menos cinco veces en cada dirección.

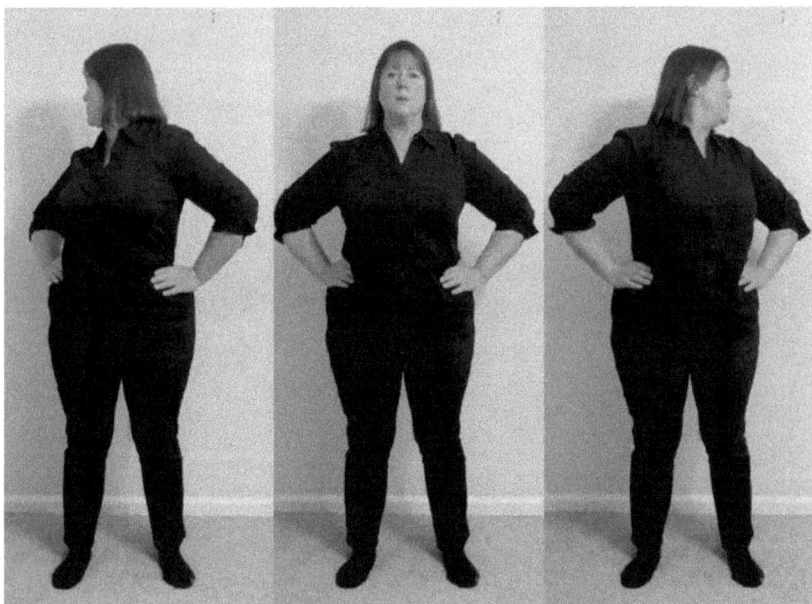

ENERGÍA HACIA EL CIELO

Este movimiento se originará en los músculos centrales y de la espalda, al tiempo que incorpora movimientos de los brazos. Mantener la concentración y el control mientras se realiza la postura Energía hacia el cielo favorecerá la digestión, la respiración y el fortalecimiento de los grupos musculares implicados.

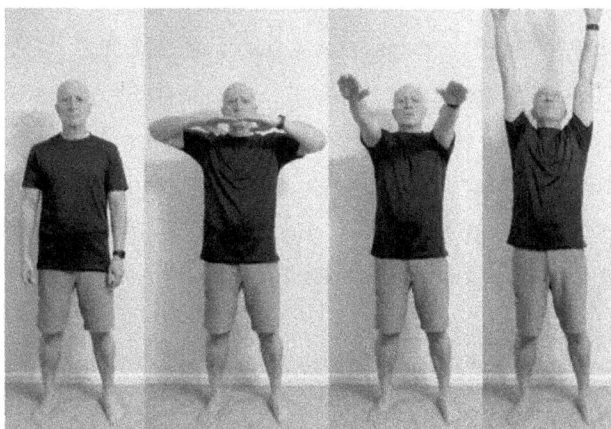

Comience la postura en la misma posición neutra que en los ejercicios de calentamiento, con los pies separados a una distancia cómoda y los brazos a los lados. Levante los brazos llevando las manos hacia adelante a la altura de los hombros con los codos doblados y los dedos hacia dentro. Inspire profundamente mientras estira los codos y extiende los brazos con las palmas hacia abajo. Haga una pausa y exhale mirando las manos. Mantenga la mirada en las manos y vuelva a inspirar lentamente mientras levanta los brazos rectos por encima de la cabeza. Ahora exhale y vuelva a bajar las manos a los lados. Repita esta serie de movimientos cinco veces.

TRAZAR EL ARCO

Trazar el arco activa los músculos de las piernas, los hombros, los brazos y el pecho. Activar el pecho con esta serie de movimientos estimulará el corazón y mejorará la circulación por todo el cuerpo.

Comenzando con el pie derecho, dé un paso al costado más allá de los hombros e incline la cabeza y el torso hacia la derecha. El giro debe imitar el del torso en el calentamiento. Las caderas deben permanecer paralelas a los pies mientras la columna se tuerce. Cierre las manos en puños flojos y extienda ambos brazos hacia la derecha. Un brazo se extenderá naturalmente más que el otro en esta postura girada. Apunte con los dedos índice y pulgar de la mano derecha en forma de "L", mantenga la mirada un poco más allá de las manos y gire los hombros para apuntar su flecha imaginaria hacia el cielo. Simultáneamente, lleve el codo izquierdo hacia atrás y doble las rodillas en posición de sentadillas al exhalar. A continuación, inspire lentamente.

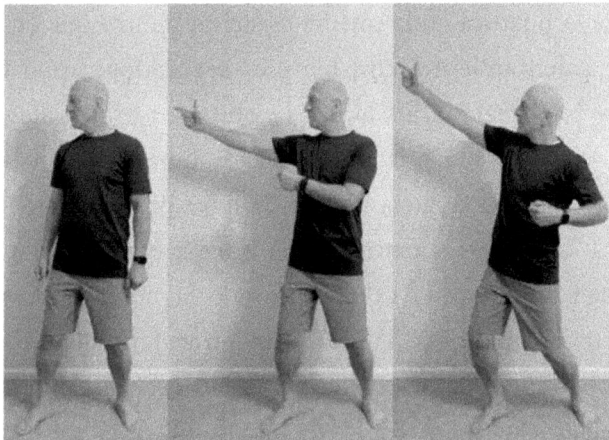

Cuando esté listo para exhalar de nuevo, utilice esta respiración para volver a la posición de pie, con el torso hacia delante y los brazos cómodamente a los lados. Trace el arco tres veces de cada lado.

PENETRAR EL CIELO Y LA TIERRA

Los movimientos de Penetrar el cielo y la tierra estiran el torso y estimulan la circulación de los órganos y las articulaciones. También proporcionan un estiramiento profundo pero suave de los hombros.

Establezca una base sólida antes de iniciar estos movimientos colocando los pies a una distancia ligeramente superior a la del ancho de los hombros. Los brazos deben descansar suavemente a los lados del cuerpo. Comience con las manos abiertas y las palmas hacia dentro. Suba las manos doblando los codos mientras inspira profundamente. Las puntas de los dedos deben encontrarse a la altura del pecho y casi tocarse. Haga una pausa y exhale con los brazos en esta posición similar a una cuna.

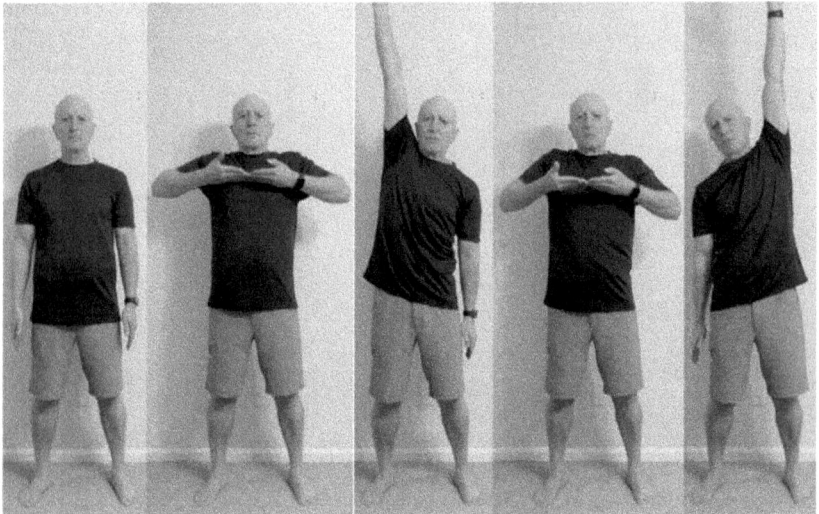

Luego inhale nuevamente y levante la mano derecha con los dedos apuntando hacia el cielo. Simultáneamente, envíe la mano izquierda hacia abajo con los dedos apuntando hacia el suelo. Una vez extendidos ambos brazos por completo, exhale mientras lleva ambas manos hacia el pecho para que se junten nuevamente en una posición similar a una cuna. Haga una pausa antes de inhalar e iniciar nuevamente el movimiento de extensión de brazos, pero con las manos moviéndose en direcciones opuestas a las anteriores. Continúe respirando lentamente, muévase con control y realice los movimientos ocho veces a cada lado. Termine la serie de Penetrar el cielo y la tierra volviendo a posar las manos y los brazos cómodamente a los lados.

Estos son sólo algunos de los muchos ejercicios de movimiento del Tai Chi. Los practicantes de Tai Chi tardan años en dominar estos movimientos. Le recomendamos que para una comprensión más profunda de los ejercicios de Tai Chi se inscriba en una clase de Tai Chi, tal vez en su centro de la tercera edad local o YMCA local.

Vea los videos de estos ejercicios en
www.betterbalanceforall.com

* * *

EJEMPLO DE PLAN DE EJERCICIOS DE TAI CHI

Lunes: Calentamiento de piernas, giro del torso, energía hacia el cielo, trazar el arco

Martes: Descanso

Miércoles: Calentamiento de piernas, giro del torso, energía hacia el cielo, penetrar el cielo y la tierra

Jueves: Calentamiento de piernas, giro del torso, trazar el arco, penetrar el cielo y la tierra

Viernes: Descanso

Sábado: Calentamiento de piernas, giro del torso, energía hacia el cielo, trazar el arco

Domingo: Descanso

* * *

Si bien esta serie de ejercicios de Tai Chi ofrece una gran cantidad de beneficios, comenzar una nueva rutina de ejercicios puede producir cierto dolor y rigidez posterior. Experimentar las molestias del fortalecimiento muscular y el estiramiento de las articulaciones puede ser desalentador, pero no debe ser debilitante.

Si después de un ejercicio se siente un dolor intolerable, debe consultarse inmediatamente a un médico. Sin embargo, incluso con una cantidad tolerable de molestias, puede ser difícil entusiasmarse con la idea de volver a hacerlo al día siguiente. Puede que no haya dolor o molestias inmediatamente, pero pueden presentarse al cabo de un tiempo una vez finalizados los ejercicios.

Esto se llama *Dolor muscular tardío* (DMT), y existen métodos sencillos para remediarlo que describiremos en detalle en el próximo capítulo.

9

QUÉ ES EL DMT Y CÓMO LIDIAR CON ÉL

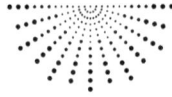

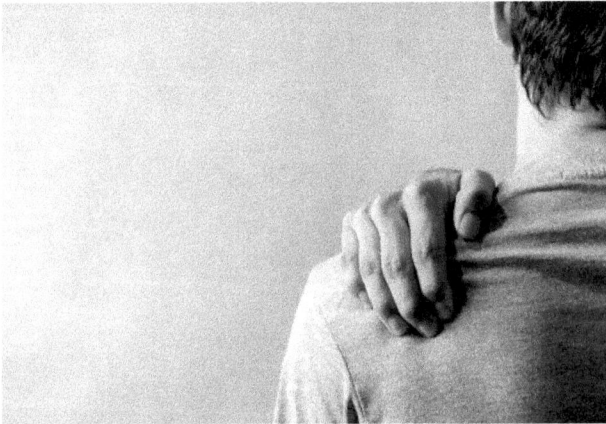

Experimentar dolor hasta un par de días después de hacer ejercicio no es inusual. Es lo que se conoce como **Dolor Muscular Tardío** o DMT. Aunque es de esperar que los músculos estén un poco doloridos o rígidos después de un buen entrenamiento, un exceso de molestias puede desanimar a las personas a continuar con un nuevo programa de ejercicios. Por eso hemos reunido algunas soluciones para tratar el DMT. Con la información y las herramientas proporcionadas en este capítulo, comenzar y mantener una nueva rutina de ejercicios será emocionante y fortalecedor.

Es fácil identificar el DMT por sus síntomas reveladores.

El primer signo de que está siendo afectado por el DMT es que no hay dolor durante el entrenamiento, el dolor sólo se presenta uno o dos días después. Los músculos se sentirán cansados, débiles, dolorosos al tacto y resentidos al utilizarlos. Esto ocurre al realizar varios ejercicios de alta intensidad, pero es muy típico después de realizar ejercicios excéntricos.

Un **ejercicio excéntrico** requiere que el músculo se flexione y se alargue al mismo tiempo. Se ha comprobado que este tipo de ejercicios provocan microtraumatismos en el músculo que a menudo sólo se sienten al día siguiente. Lo crea o no, experimentar las secuelas del DMT tiene sus ventajas. Los músculos reparan los microtraumatismos y se recuperan con un tejido más resistente para soportar el estrés del ejercicio.

Cualquiera puede experimentar DMT, ya que este no discrimina en función del nivel del estado físico. Puede ser el resultado de realizar un ejercicio al que el cuerpo no está acostumbrado o cuando el nivel del ejercicio se incrementa. Sin embargo, experimentar DMT después de una rutina de ejercicios no es un indicador de que haya sido un "buen" entrenamiento. Comenzar una nueva rutina de ejercicios es un trabajo duro y puede provocar sensibilidad muscular, pero a medida que los músculos se fortalecen, el dolor no será tan común después de un entrenamiento. Esto no significa que el cuerpo esté obteniendo menos beneficios de los ejercicios. Simplemente significa que los músculos se están fortaleciendo y adaptando a los esfuerzos.

CÓMO ALIVIAR LOS DMT

Se pueden utilizar varias herramientas para tratar el DMT, pero es importante entender que no son curas. La rigidez y el dolor tardarán en desaparecer por completo. Mientras tanto, estos son los mejores tratamientos posibles para aliviar las molestias.

Los síntomas del DMT pueden tentar a cualquiera a permanecer postrado en el sofá hasta que el dolor desaparezca. Pero le aseguro que adoptar esa actitud sólo provocará más dolor y rigidez. Lo mejor es seguir moviéndose para que los músculos se mantengan fluidos. Varios movimientos suaves ayudarán a mantener el músculo caliente y a disminuir el dolor. Algunos ejercicios que se han tratado en capítulos anteriores son lo suficientemente suaves como para mantener los músculos en movimiento mientras se recupera del DMT, como el yoga, el Tai chi, caminar y nadar. Pero vamos a describir una selección de otros métodos de tratamiento que pueden ayudar a aliviar el dolor y la rigidez considerablemente. Probar uno o dos métodos y alternarlos de vez en cuando le ayudará a encontrar el que más le convenga. Empezaremos por los masajes.

MASAJE DE DIEZ MINUTOS

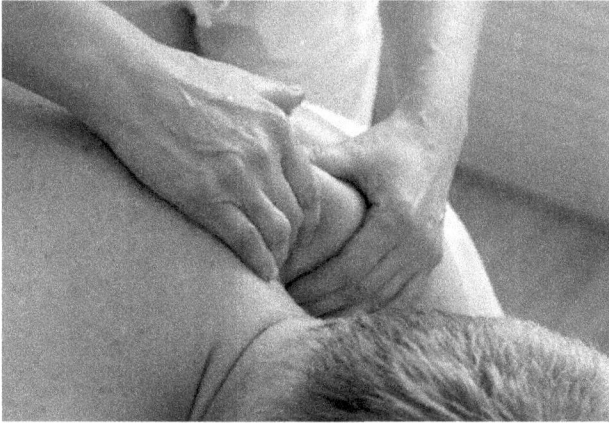

El masaje es un tratamiento eficaz para reducir el dolor y la rigidez del DMT, y puede llegar a prevenirlo por completo. Se aconseja que para obtener los mayores beneficios del masaje, éste debería realizarse 48 horas después del entrenamiento. Esto podría no ser viable o resultar poco práctico si su rutina de ejercicios es de cuatro o cinco días a la semana. En ese caso, el automasaje puede ser la mejor opción.

Utilizar un aceite o una loción para trabajar los músculos con las propias manos puede tener efectos similares a los de los masajes profesionales. Dedique diez minutos a aflojar los músculos amasándolos y apretándolos, así como dándoles una suave sacudida. Los rodillos de goma también pueden ayudar a masajear los músculos si siente debilidad o dolor artrítico en las manos. Concéntrese en las pantorrillas, los glúteos, los muslos, los brazos y los hombros. Y por supuesto, concierte una cita con un masajista tan a menudo como pueda. Tienen maravillosos beneficios relajantes, pueden ayudar a conciliar el sueño y aumentar la liberación de endorfinas, además de tratar el DMT.

Analgésicos tópicos

Los analgésicos tópicos son bálsamos medicinales que se absorben en la piel para aliviar el dolor. Las cremas o geles con mentol proporcionan a la piel una sensación de calor o frío que distrae al cerebro del dolor. Aunque este tipo de medicación tópica no alivia el dolor directamente, a algunas personas les resulta muy eficaz para reducir la sensación de dolor. Otro tipo de agente tópico que se utiliza a menudo para aliviar el dolor son aquellos que contienen capsaicina.

La *capsaicina* es la molécula que se une a las células de nuestra lengua a partir de los pimientos picantes y que crea la sensación de ardor. Cuando se aplica en la piel sobre un músculo dolorido, se produce el mismo tipo de efecto. La piel y los músculos se calientan y producen hormigueo. Otro medicamento es el *árnica*, que tiene propiedades antiinflamatorias y, aplicado sobre la piel de un músculo dolorido, puede aliviar el dolor.

Sin embargo, todos estos medicamentos pueden ser peligrosos si no se utilizan correctamente o si la persona es alérgica o sensible a sus ingredientes. Por esta razón, asegúrese de consultar a su médico antes de utilizar cualquier medicamento tópico y lávese bien las manos después de cada aplicación. Incluso con las manos lavadas, evite tocarse los ojos o cualquier zona sensible durante varias horas después de aplicar la crema en un músculo. Aunque todas las cremas tópicas mencionadas deben volver a aplicarse varias veces a lo largo de un DMT, siguen siendo muy útiles para proporcionar cierto alivio.

Baño frío

Los baños fríos, también conocidos como baños de hielo, se utilizan para tratar los dolores musculares reduciendo la inflamación de los músculos doloridos. Esto se consigue mediante la constricción de los vasos sanguíneos, lo que reduce el flujo sanguíneo y la inflamación muscular. Sin embargo, hay que tener en cuenta algunos consejos importantes cuando se utiliza esta forma de alivio del dolor.

Si se sumerge en un baño de agua fría después de un ejercicio intenso, es probable que el agua fría le siente muy bien y le ayude a bajar la temperatura corporal. Sólo asegúrese de no permanecer en el baño frío demasiado tiempo o el agua terminará bajando demasiado su temperatura corporal, y eso puede ser peligroso.

Los deportistas suelen utilizar los baños de hielo bajo la supervisión de un médico, fisioterapeuta o entrenador. No es mala idea asegurarse de tener ese mismo tipo de asistencia cerca cuando se intenta tomar un baño frío. Se recomienda que al iniciar este tipo de tratamiento por primera vez, **el agua no debería ser inferior a 68 grados Fahrenheit (20 grados centígrados) y no permanecer en el baño durante más de diez minutos**. Los beneficios reales del baño frío disminuyen después de sólo dos o tres minutos, por lo que un baño más corto podría ser la mejor opción. Asegúrese de consultar a su médico antes de intentar utilizar hielo o baños fríos como tratamiento para el dolor muscular, ya que son peligrosos para las personas con las siguientes afecciones: cardiopatías, hipertensión, diabetes, neuropatía periférica, mala circulación, estasis venosa o enfermedad por aglutinina fría. (Clínica Cleveland, 2022)

. . .

BAÑO CALIENTE

Para muchas personas, un baño de agua fría no suena muy agradable ni tentador. En este caso, un baño de inmersión en una bañera de agua tibia podría ser una mejor opción para usted. Tenga en cuenta que hay momentos apropiados para tomar un baño caliente y momentos apropiados para tomar un baño frío, siendo la mayor diferencia la de sus efectos sobre el flujo sanguíneo.

Mientras que los baños fríos contraen los vasos sanguíneos, limitando el flujo sanguíneo, tomar un baño caliente los dilata y tiene el efecto contrario.

Tomar un baño tibio justo después de un entrenamiento nuevo o particularmente intenso es beneficioso para prevenir y tratar molestias musculares, incluyendo los DMT.

Sin embargo, el baño debe ser tibio, no caliente, para no quemar la piel ni provocar un choque en los capilares. Un baño tibio después del entrenamiento abre los vasos sanguíneos y permite un mayor intercambio de sangre en el músculo. El tejido recibe más nutrientes y los residuos metabólicos de las células, como el ácido láctico, se eliminan a un ritmo superior al normal. Se han observado mejoras en el dolor muscular por DMT de hasta un 47% cuando se toma un baño tibio en las 24 horas siguientes al ejercicio.

Como siempre, consulte a un experto si no está seguro de si un baño frío o un baño tibio es más apropiado para sus síntomas particulares.

Los baños tibios hacen maravillas con los músculos doloridos, pero también tienen la ventaja añadida de ser una fuente de alivio del estrés. Existen varios aditivos posibles que contribuyen al efecto relajante de un baño tibio, como los aceites esenciales, la leche, la avena y las bombas de baño efervescentes. Si no puede darse un baño tibio después de hacer ejercicio, pruebe con una envoltura tibia, una manta eléctrica o una compresa caliente. Todos ellos aumentarán el flujo sanguíneo a los músculos. También hay varios tutoriales en Internet sobre cómo hacer una almohada térmica de arroz para microondas. Puede ser un proyecto estupendo para hacer en una clase de manualidades o con un amigo. También son un buen regalo para las fiestas.

Alimentos antiinflamatorios

Aunque aún no existen investigaciones concluyentes, sí hay pruebas de que ciertos alimentos alivian la inflamación del organismo, lo que a su vez puede aliviar el dolor. A continuación se describen los alimentos clasificados como antiinflamatorios.

Carbohidratos: budín de semillas de chía, galletas al agua, fruta, avena, quínoa, pasteles de arroz, batatas, pan integral y cereales integrales.

Proteínas: Leche con chocolate, queso cottage, huevos, yogur griego, pavo o pollo, salmón o atún, mantequilla de cacahuete, batidos de proteínas y revueltos de tofu.

Grasas saludables: Aguacate, aceite de coco, semillas de lino, mantequillas de frutos secos y nueces.

Aunque esta lista de sugerencias de tratamiento útiles para mejorar los síntomas del DMT no lo incluye todo, es un gran comienzo para cualquiera que busque algo de alivio. Pruebe un tratamiento o cualquier combinación de ellos y estamos seguros de que se sentirá mejor en poco tiempo. Sin embargo, hay un par de notas más a tener en cuenta en la recuperación del DMT.

Existen investigaciones que sugieren que los medicamentos antiinflamatorios no proporcionan mucho en términos de alivio del dolor. Por lo tanto, no es necesario recurrir al Advil en caso de DMT. Por otra parte, si nota que el dolor y la rigidez duran más de una semana, es hora de consultar a un médico. Preste atención a las manchas oscuras y a la hinchazón de brazos y piernas. Si se presenta alguna de estas situaciones, busque tratamiento médico inmediatamente.

Consulte también a un médico si experimenta punzadas o espasmos musculares, si el músculo se entumece o empieza a hormiguear, o si el dolor pasa de ser leve a agudo y repentino. Y, por supuesto, no continúe con ninguna rutina de ejercicios después de cualquiera de estos síntomas mencionados sin obtener la autorización de su médico.

Existen algunas formas de evitar por completo el DMT. No son infalibles, pero pueden ayudar y se consideran las mejores prácticas para evitar lesiones. En primer lugar, beba mucha agua. Realice un calentamiento antes de hacer ejercicio utilizando los ejercicios dinámicos que se proporcionan en este libro. Enfríese durante unos 20 minutos después de un ejercicio con ejercicios estáticos, algo de ciclismo suave o entrenamiento de fuerza de baja intensidad. Por último, haga ejercicio con un nivel de dificultad que le resulte cómodo. No aumente la intensidad de un ejercicio hasta que esté preparado. Deje que los músculos se adapten a los nuevos ejercicios antes de pasar al siguiente nivel.

Cada persona tiene un ritmo ligeramente diferente con el que su cuerpo se siente a gusto. Es importante escuchar lo que el cuerpo nos dice y ajustarse en consecuencia.

CONCLUSIONES

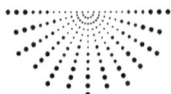

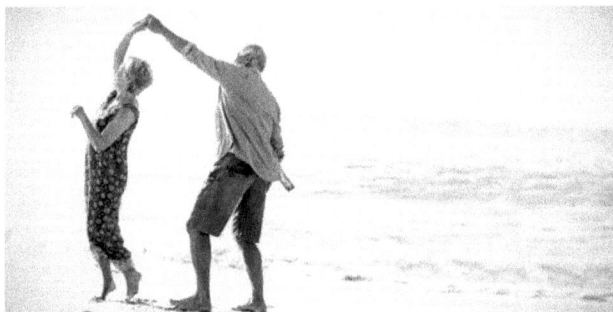

Hay infinidad de recuerdos por crear y experiencias por vivir en la tercera edad. No hay por qué perderse la diversión con los nietos cuidando un jardín, dando largos paseos, yendo de vacaciones o asistiendo a actos escolares.

Sin miedo a caerse, la verdadera felicidad le espera a usted y a sus seres queridos. Construir un cuerpo más fuerte y capaz significa recuperar un nivel de independencia y una sensación de logro. Sus pares, familiares y la comunidad en general, se beneficiarán de la hermosa fuente de confianza que usted brindará después de completar un nuevo programa de ejercicios que le permitirá llevar una nueva vida. Realizar las tareas diarias sin debilidad muscular, inestabilidad o miedo, será el resultado directo del trabajo duro y la dedicación. Los ejercicios proporcionados en este libro son sólo una parte de la solución para no tener miedo. El otro requisito para lograr un mayor equilibrio en 28 días es la pura fuerza de voluntad para hacer el trabajo.

Los diversos ejercicios y estiramientos que se ofrecen en este libro se han elegido específicamente por su contribución al enfoque conocido como **EMF, o estiramientos, entrenamiento de la movilidad y entrenamiento de la fuerza.** Este enfoque aborda los numerosos factores que contribuyen al miedo a las caídas, como la debilidad muscular, la pérdida de densidad ósea, la rigidez muscular, los problemas del oído interno y otros. El objetivo es identificar los posibles problemas a los que puede enfrentarse una persona que se muestra reacia a la actividad física, y ofrecerle herramientas para derribar los obstáculos físicos y mentales que se interponen en su camino. Lograr un nuevo estado de confianza y estabilidad es posible para cualquiera.

Este libro está dirigido a personas mayores con todo tipo de estilos de vida. Ofrece opciones para personalizar un plan de 28 días que funcionará adaptándolo en función de cada estilo de vida. Si la movilidad es limitada y se vive en una residencia asistida, los ejercicios pueden modificarse para adaptarse a ella. Deben tenerse en cuenta las capacidades de la persona y las herramientas que ofrece el centro, y ajustarse en consecuencia. Si una persona vive sola en casa o con su cónyuge, en este libro también se incluyen sugerencias para utilizar los recursos disponibles en el hogar. Independientemente de las circunstancias, existen opciones de las que cualquiera puede beneficiarse.

Aunque *No tema caerse nunca más* está diseñado para darle opciones de lo que podría funcionar mejor para usted inicialmente, también se puede utilizar para mantener su nueva estabilidad y fortalecer su cuerpo aún más. Por ejemplo, si está luchando contra el vértigo y la debilidad muscular como su principal contribuyente a la pérdida de equilibrio, entonces puede trabajar a través de este libro en etapas. Los primeros 28 días pueden consistir en ejercicios para el vértigo y ejercicios en la silla. Los planes de ejercicios semanales sugeridos en los capítulos dos y seis le ayudarán a fortalecerse lo suficiente para pasar a los ejercicios de pie y a la práctica del Tai Chi. Sea cual sea el nivel en el que esté comenzando, existe un enfoque adecuado para abordar los principales culpables de su inestabilidad y sus miedos.

Es importante recordar que hay que ser lo más constante posible con los planes de entrenamiento y no rendirse. Ocasionalmente, podrían surgir contratiempos. ¡No se preocupe! Todos los sufrimos a veces. Sin embargo, volver a una rutina de ejercicio regular es lo mejor que puede hacer para recuperar la sensación de confianza y normalidad. Si la rutina tiene que cambiar un poco para adaptarse a nuevas circunstancias físicas, eso también está bien. Recuerde que cada ejercicio que haga le hará más fuerte.

Si nota que su vida es muy ajetreada y que su agenda social se interpone en su plan de entrenamiento, puede que haya llegado el momento de considerar la posibilidad de fusionar ambas cosas. Pídale a un amigo o familiar que comparta con usted un paseo o una nueva clase de yoga. Practicar ejercicio puede ser una magnífica oportunidad para disfrutar junto a los seres queridos. Incluso un paseo rápido por la cocina al ritmo de su canción favorita hará que sus nietos se muevan con usted. Además, si el ejercicio se convierte en una prioridad en su vida, podrá contar con una mayor capacidad física para participar de eventos sociales durante años.

Utilice *No tema caerse nunca más* como un menú de opciones de ejercicio que comenzará como un programa de 28 días, pero que le ofrecerá opciones de por vida para mantener el equilibrio y la confianza adquiridos. Cada persona tiene necesidades ligeramente diferentes, así que escuche a su cuerpo y elija un plan que sea factible pero que le suponga un reto para mejorar su calidad de vida.

Día tras día, se levantará sintiéndose un poco más fuerte y un poco más capaz que el día anterior. El progreso será gradual, así que tomar notas sobre la marcha puede ser útil para ver lo lejos que ha llegado. Sin embargo, inevitablemente llegará el día en que se dé cuenta de que nunca habría tenido la confianza necesaria para hacer eso 28 días atrás.

Así que adelante, dé el paso, haga el estiramiento, complete la serie y póngase en camino hacia la sensación de estabilidad y confianza que le espera. Vuelva a levantarse con ganas de empezar el día. Diga "sí" a las reuniones sociales, ¡disfrute de las próximas vacaciones familiares!

Una nueva perspectiva de la vida le está esperando.

REFERENCIAS

Elizz. (9 de octubre de 2019). *Ejercicios centrales para adultos mayores para fortalecer los músculos y prevenir caídas.* Elizz. https://elizz.com/wellness/core-exercises-for-seniors/

Barlas, P., Craig, J. A., Robinson, J., Walsh, D. M., Baxter, G. D., & Allen, J. M. (2000). *Manejo del dolor muscular de aparición tardía: Falta de efecto de analgésicos sistémicos orales seleccionados.* Archivos de Medicina Física y Rehabilitación, 81(7), 966–972. https://doi.org/10.1053/apmr.2000.6277

Harvard Health. (6 de diciembre de 2014). *El mejor ejercicio para el equilibrio: Tai chi.* https://www.health.harvard.edu/staying-healthy/best-exercise-for-balance-tai-chi#:~:text=Tai%20-chi%20is%20an%20ancient

Bubnis, D. (3 de junio de 2019). *Movimientos de Tai chi: Cómo comenzar, beneficios, adultos mayores y más.* Healthline. https://www.healthline.com/health/exercise-fitness/tai-chi-moves#benefits

Capritto, A. (1 de septiembre de 2019). *¿Debería usar calor o hielo para los músculos doloridos?* CNET. https://www.cnet.com/health/fitness/is-hot-or-cold-better-for-sore-muscles/

Coe, C. (5 de agosto de 2020). *7 Causas de problemas de equilibrio en la tercera edad.* Home Care Assistance of Jefferson County. https://www.homecareassistancejeffersonco.com/what-can-be-causing-my-elderly-parents-balance-difficulties/

Contributors, W. E. (18 de marzo de 2021). *¿Qué causa problemas de equilibrio en adultos mayores?* WebMD. https://www.webmd.com/healthy-aging/what-causes-balance-issues-in-older-adults

Davidson, K. (20 de julio de 2020). *Medicina homeopática de árnica: descripción general, usos y beneficios.* Healthline. https://www.health line.com/nutrition/arnica-homeopathic

Fraticelli, T. (19 de mayo de 2019). *12 Ejercicios de equilibrio para adultos mayores | con imágenes imprimibles y PDF.* PTProgress | Career Development, Education, Health. https://www.ptprogress. com/balance-exercises-for-seniors/

Healthwise, S. (2 de diciembre de 2020). *Vértigo: ejercicios de equilibrio* | Medicina de Michigan. Www.uofmhealth.org. https://www. uofmhealth.org/health-library/ug1239

Home, K. at. (7 de diciembre de 2016). *Trastornos de equilibrio en adultos mayores: 3 cosas importantes que saber.* Www.kendalatho-me.org. https://www.kendalathome.org/blog/balance-disorders-in-older-adults

Khanna, T. (12 de noviembre de 2020). *Cómo los adultos mayores pueden mantener la flexibilidad mediante estiramientos.* The Physio Co. https://www.thephysioco.com.au/the-benefits-of-stretching-for-seniors/

Kilroy, D. (8 de septiembre de 2014). *Plan de ejercicio para adultos mayores: fuerza, estiramiento y equilibrio.* Healthline. https://www. healthline.com/health/everyday-fitness/senior-workouts#Exer cise-plan-for-seniors

Kimbrell, J. (28 de febrero de 2022). *7 Ejercicios suaves para adultos mayores con artritis.* A Place for Mom. https://www.aplaceformom.

com/caregiver-resources/articles/gentle-exercises-for-seniors-
with-arthritis

Kutcher, M. (19 de julio de 2019). *Dolor después del ejercicio o acti-
vidad física* | More Life Health. More Life Health - Seniors Health
& Fitness. https://morelifehealth.com/articles/
doms#:~:text=If%20you%20have%20found%20yourself

Lambden, D. (6 de noviembre de 2017). *Ejercicios de equilibrio del
oído interno.* Clear Living. https://www.clearliving.com/hearing/
hearing-loss/inner-ear-balance-exercises/

McIntyre, K. (7 de enero de 2022). *5 Ejercicios de equilibrio que
pueden ayudar a prevenir caídas.* Lifemark. https://www.lifemark.
ca/blog-post/5-balance-exercises-can-help-prevent-falls

Mills, M. (28 de enero de 2020). *18 Ejercicios de silla para personas
mayores y cómo empezar.* Vive Health. https://www.vivehealth.com/
blogs/resources/chair-exercises-for-seniors

Olson, G. (25 de junio de 2019). ¿Qué es la dolencia muscular de
aparición tardía (DMT) y qué puedes hacer al respecto? Healthline;
Healthline Media. https://www.healthline.com/health/doms

Orenstein, B. (26 de marzo de 2020). *7 Ejercicios de prevención de
caídas para personas con artritis.* EverydayHealth.com. https://www.
everydayhealth.com/arthritis-pictures/fall-prevention-exercises-
for-people-with-arthritis.aspx

Orthopaedics. (21 de marzo de 2022). *¡Brrr! Lo que los baños de hielo
pueden hacer por los músculos doloridos.* Cleveland Clinic. https://
health.clevelandclinic.org/can-ice-baths-ease-my-sore-muscles/

Pathak, N. (30 de agosto de 2021). Alivio tópico del dolor: cremas, geles y ungüentos. WebMD. https://www.webmd.com/pain-mana gement/topical-pain-relievers

Tratamiento y causas de la mala circulación | Centro de Medicina Vascular. (s.f.)Www.cvmus.com. https://www.cvmus.com/vascular-treat ment/poor-circulation-treatment-and-causes

Radcliffe, S. (3 de enero de 2019). *Ejercicio y mejores alimentos para comer después.* Healthline. https://www.healthline.com/health-news/what-are-the-best-foods-to-eat-after-an-intense-workout

Robinson, L. (2019). HelpGuide.org. HelpGuide.org. https://www. helpguide.org/articles/healthy-living/exercise-and-fitness-as-you-age.htm

La rutina de estiramiento de 10 minutos que los adultos mayores deben hacer diariamente. (28 de agosto de 2020).Careasone Blog. https:// careasone.com/blog/the-10-minute-stretching-routine-seniors-should-do-daily/

10 ejercicios de equilibrio para adultos mayores que puedes hacer en casa. (17 de julio de 2020). Snug Safety. https://www.snugsafe.com/all-posts/balance-exercises-for-seniors

1 Ejercicios de silla para adultos mayores: guía visual completa - California Mobility. *(14 de diciembre de 2018).* California Mobility. https://californiamobility.com/21-chair-exercises-for-seniors-visual-guide/

Ejercicios_Vestibulares. (s.f.). University of Mississippi Medical Center. https://www.umc.edu/Healthcare/ENT/Patient-Handouts/Adult/Otology/Vestibular_Exercises.html

Walker, O. (3 de abril de 2019). Estiramiento post-ejercicio | Ciencia para el deporte. Science for Sport. https://www.science forsport.com/post-exercise-stretching/

¿Por qué los adultos mayores deberían realizar ejercicios de equilibrio? (24 de junio de 2020). Www.freedomcareny.com. https://www. freedomcareny.com/posts/why-should-senior-citizens-perform-balance-exercises

Williams, L. (25 de marzo de 2020). 11 Ejercicios de silla accesibles para adultos mayores. Verywell Fit. https://www.verywellfit.com/ chair-exercises-for-seniors-4161267

Referencias de Imágenes

No-longer-here. (1 de noviembre de 2017). *Zen stones pile.* [2907290] Pixabay. https://pixabay.com/photos/zen-stones-pile-stack-meditation-2907290/

HeikeFrohnhoff. (11 de julio de 2014). *Massage shoulder relaxing massage.* [389716] Pixabay. https://pixabay.com/photos/massage-shoulder-relaxing-massage-389716/

Kampfkunstbewegung. (14 de octubre de 2021). *Hands martial arts qi gong taiji.* [6706782] Pixabay. https://pixabay.com/photos/ hands-martial-arts-qi-gong-taiji-6706782/

Psychonsultants. (2 de junio de 2021) *Woman adult yoga zen meditate.* [6304184] Pixabay. https://pixabay.com/photos/woman-adult-yoga-zen-meditate-6304184/

3534679. (20 de agosto de 2017) *Yoga calm release stretching.* [2662234] Pixabay. https://pixabay.com/photos/yoga-calm-release-stretching-2662234/

Sabinevanerp. (11 de septiembre de 2018) *Hand woman grown up hands elderly.* [3667030] Pixabay. https://pixabay.com/photos/hand-woman-grown-up-hands-elderly-3667030/

Sabinevanerp. (1 de noviembre de 2017) *Hand hands old old age ipad.* [2906425] Pixabay. https://pixabay.com/photos/hand-hands-old-old-age-ipad-2906425/

Pexels. (23 de noviembre de 2016) *Feet legs swimming pool submerged.* [1853291] Pixabay. https://pixabay.com/photos/feet-legs-swimming-pool-submerged-1853291/

EddieKphoto. (26 de septiembre de 2021) *Couple elderly walking fall trail.* [6653517] Pixabay. https://pixabay.com/photos/couple-elderly-walking-fall-trail-6653517/

www.ingramcontent.com/pod-product-compliance
Lightning Source LLC
Chambersburg PA
CBHW060226030426
42335CB00014B/1350